孤独症康复训练师资培训完整教程

情绪和行为管理 训练实务

主编 贾美香 白雅君

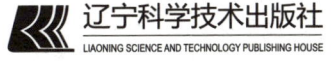

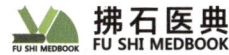

图书在版编目(CIP)数据

情绪和行为管理训练实务 / 贾美香,白雅君主编
—— 沈阳：辽宁科学技术出版社，2018.10
孤独症康复训练师资培训完整教程
ISBN 978-7-5591-0221-8

Ⅰ.①情… Ⅱ.①贾…②白… Ⅲ.①孤独症－康复训练－师资培训－教材 Ⅳ.①R749.940.9

中国版本图书馆CIP数据核字(2017)第088897号

版权所有　侵权必究

出版发行：辽宁科学技术出版社
　　　　　北京拂石医典图书有限公司
地　　址：北京海淀区车公庄西路华通大厦B座15层
联系电话：010-57262361/024-23284376
E－mail：fushimedbook@163.com
印　刷　者：中煤（北京）印务有限公司
经　销　者：各地新华书店

幅面尺寸：285mm×210mm
字　　数：243千字
出版时间：2018年10月第1版

印　　张：9.75
印刷时间：2018年10月第1次印刷

策划编辑：李俊卿
责任编辑：李俊卿
封面设计：咏　潇
版式设计：咏　潇

责任校对：梁晓洁
封面制作：咏　潇
责任印制：丁爱军

如有质量问题，请速与印务部联系　联系电话：010-57262361

定　　价：55.00元

情绪和行为管理训练实务

编委会

主　编： 贾美香　白雅君

副主编： 董丹凤　刘　堃　刘冬梅　彭旦媛　魏青云　侯燕妮

编　委： 刁凤菊　于秋霞　于　涛　于婷婷　王　玉　王红微　王丽琴　王晓武
方丽娟　邓丽丽　代恒双　吕文静　刘　欢　刘　星　刘艳君　刘桂赞
齐丽娜　孙石春　孙丽娜　孙　艳　孙　琪　牟效玲　纪志伟　杜丽源
李红伟　李　东　李伟江　李　雪　李　瑞　杨　轲　杨　洋　杨智然
肖丽媛　何　影　沈　琪　初晓菲　张兆惠　张　妮　张晓燕　张海燕
张家翾　张　楠　张黎黎　陈素云　陈晓芳　邵　沫　范晓娇　林　恒
罗立晖　金浩然　周　娟　赵水林　赵　芳　赵　泓　胡慧萍　柯黎颖
祝贺荣　贾慧锋　倪明明　徐振弟　陶　煜　崔蒙蒙　梁艳林　隋晓玉
董　慧　程献莹　曾　刚　谢裴风　裴佳宁　谭筑霞

前言

情绪和情感障碍是孤独症儿童特有的障碍之一。孤独症儿童的情绪常常像汹涌跌宕的激流，他们的情感世界有如没有绿洲的荒漠，他们控制不了自己的情绪，也无法享受情感交流的乐趣。从现有的研究结果来看，要克服孤独症儿童的情绪问题和情感障碍，是十分艰难的。但通过教育和干预，可以让他们在一定程度上学会认识自己和他人的情绪，控制自己的情绪，并享受与周围人情感交流的乐趣。

本套课程的内容均基于应用行为分析（简称 ABA）的理论和实践。一方面我们借鉴研究成果作为指导，另一方面将我们的进阶训练代入行为分析当中，两相融合，我们撰写了这本"如何做"的工作手册，通过特定的任务分析去教导孤独症儿童。项目中的每项能力都是通过任务分析教学来实现的，每个任务分析都是将复杂任务分解成简单步骤的过程。对于患有孤独症的儿童来说，这些简化了的步骤使学习变得更为容易，从而减少了学习复杂任务时所产生的挫败感。对学习者来说，学习过程越简单，就越容易掌握目标行为；目标行为越容易习得，所获得的成就感也就越大。

为了使本书能以最新、最全面、最实用的面貌呈现在读者面前，作者倾注了大量的心力。所有参加撰写本书的作者，都是多年从事孤独症研究和教学工作的医生和教师，他们将在这一领域中长期积累的丰富的临床及教学经验总结出来，得以完成本书。如果没有他们对孤独症患者及其家庭的爱心和社会责任感，就不会有那么多真实的案例。

另外，为了增加本书的实用性，大连万卷科技有限公司为本书开发了专门的配套表格打印软件，读者扫描每个技能项下的二维码，便可方便地打印该技能训练所用的配套表格。

最后，愿孤独症孩子的父母和训练教师能够带着欣赏的眼光走近他们，不断挖掘和培养他们的潜力、天赋，使他们能在大家的帮助下像普通人一样快乐地生活！

目录

第一章
孤独症患者的情绪行为 / 1

第一节 有关情绪行为的认知 / 2
第二节 如何处理孤独症患者的情绪化行为 / 9

第二章
孤独症患者的行为干预案例 / 10

第三章
情绪与行为管理基础训练项目 / 19

01 恰当就座 / 20
02 正确坐着并进行一项活动 / 24
03 被点名时做出反应 / 29
04 视觉跟踪 / 33
05 蹲下 - 起立 / 37
06 上、下台阶 / 41
07 爬行 / 46

第四章
情绪与行为管理初级训练项目 / 50

01 就餐时正确就座 / 51
02 集体活动时恰当就座 / 55
03 持续的眼神交流 / 60
04 捡球 / 64
05 大马驮物 / 69

第五章
情绪与行为管理中级训练项目 / 73

01 在校园环境中接受否定的回答 / 74
02 区分大问题与小问题 / 79
03 自我情绪认知 / 83
04 恰当行为与不当行为 / 89
05 安全行为与危险行为 / 95
06 看图片回答问题 / 102
07 自私行为和奉献行为 / 107
08 忍受原计划的变动 / 113
09 从首选活动过渡到非首选活动 / 117

第六章
情绪与行为管理高级训练项目 / 121

01 对抗行为与让步行为 / 122
02 令人厌恶的行为与令人喜爱的行为 / 127
03 关灯睡觉 / 131
04 独自在房间里 / 138
05 穿带纽扣的衣服 / 143

第一章

孤独症患者的情绪行为

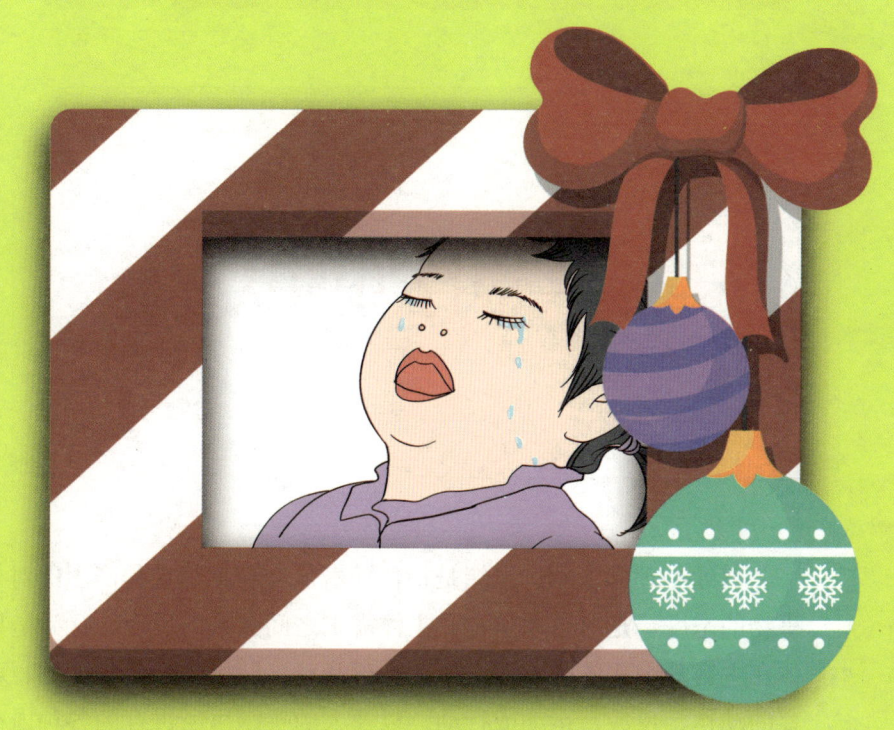

情绪和行为管理训练实务

第一节 有关情绪行为的认知

普通心理学认为：情绪是指伴随着认知和意识过程产生的对外界事物的态度，是对客观事物和主体需求之间关系的反应。行为是指机体在主客观因素的影响下产生的外部活动，即机体任何外显的、可观察的动作、反应、运动或行动，以及人的头脑里所进行的各种内在的心理活动。

一、情绪与行为的关系

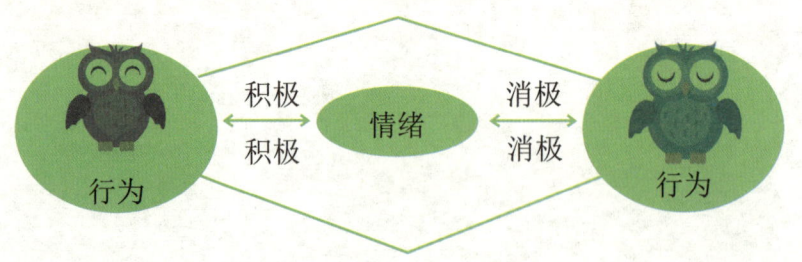

二、孤独症患者的情绪特点

孤独症患者的情绪特点：
- 情绪简单
- 情绪冷漠
- 情绪暴躁
- 没有明确的刺激对象
- 难以升华为心境

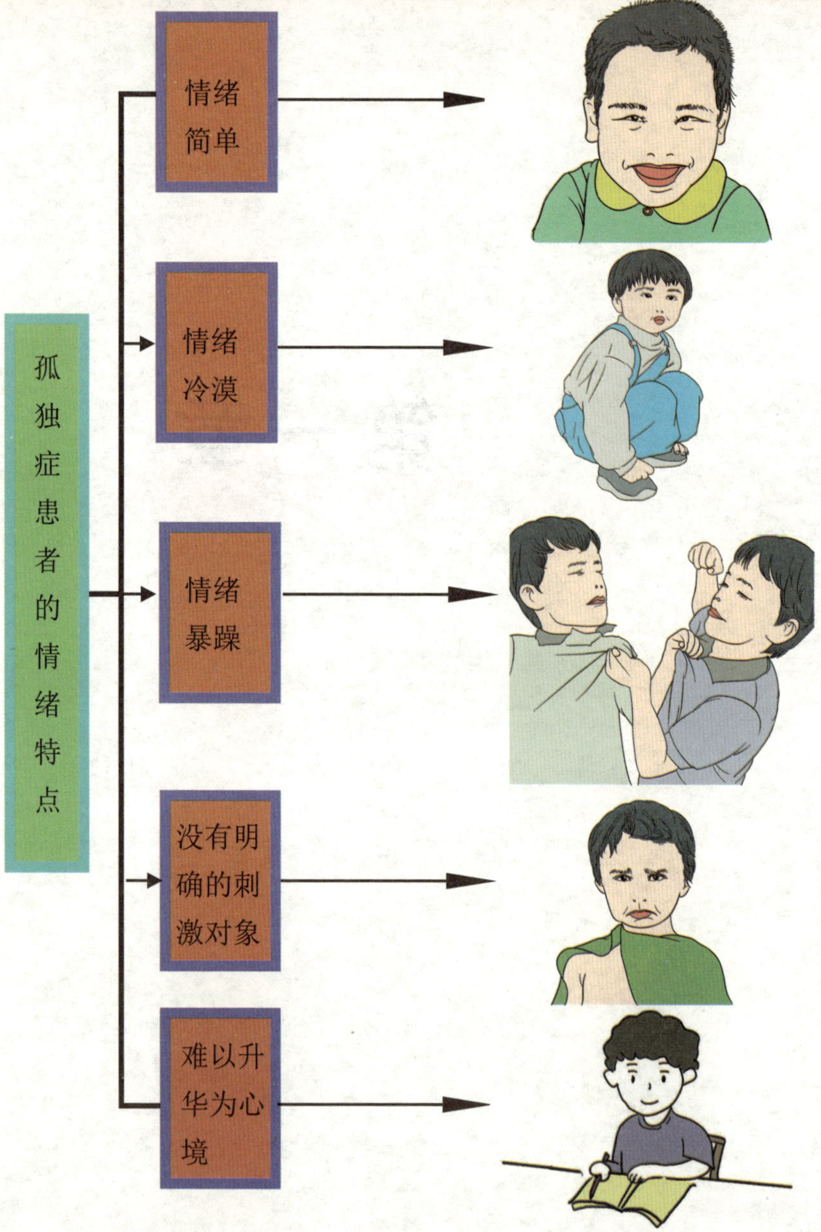

第一章
孤独症患者的情绪行为

孤独症患者的典型障碍与可能出现的行为表现

典型障碍	行为表现的例子	给人的印象
难以解读别人的行为		不合作、冷漠
难以理解社交规范		不礼貌、令人尴尬、不受欢迎
难以明白自己的感受		容易发脾气，情绪不稳定

想象力较贫乏	不明白别人的观点或事情的后果	可能有不可理喻的行为举止、斗气、不合作
难以理解言语，特别是不明白比喻、笑话及幽默	你可不可以打开窗户？ ???	不合作、愚蠢
行为偏执	我的位置！	偏执、令人烦扰

第一章
孤独症患者的情绪行为

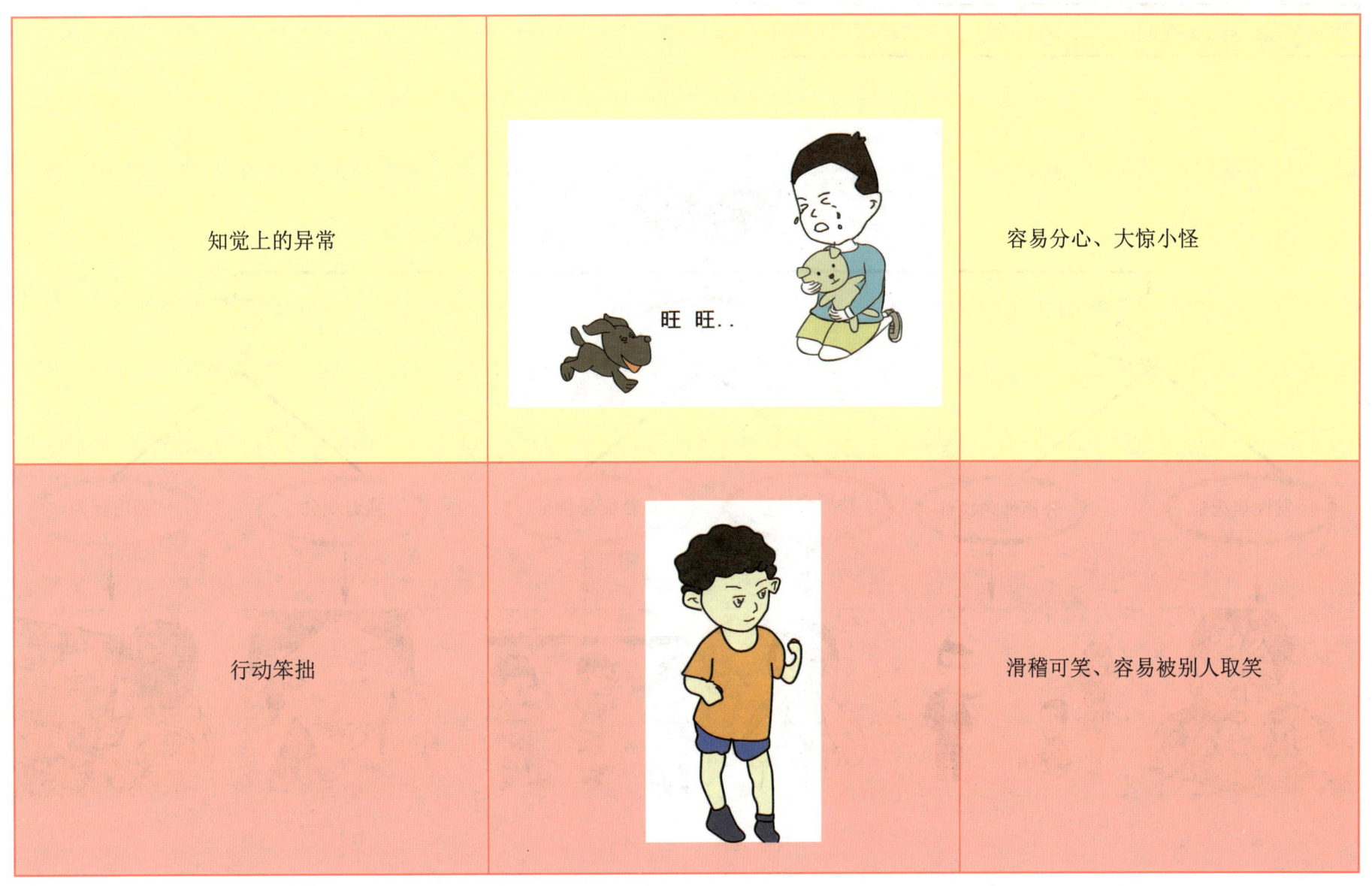

知觉上的异常

容易分心、大惊小怪

行动笨拙

滑稽可笑、容易被别人取笑

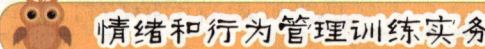

三、孤独症患者常见的情绪和行为障碍

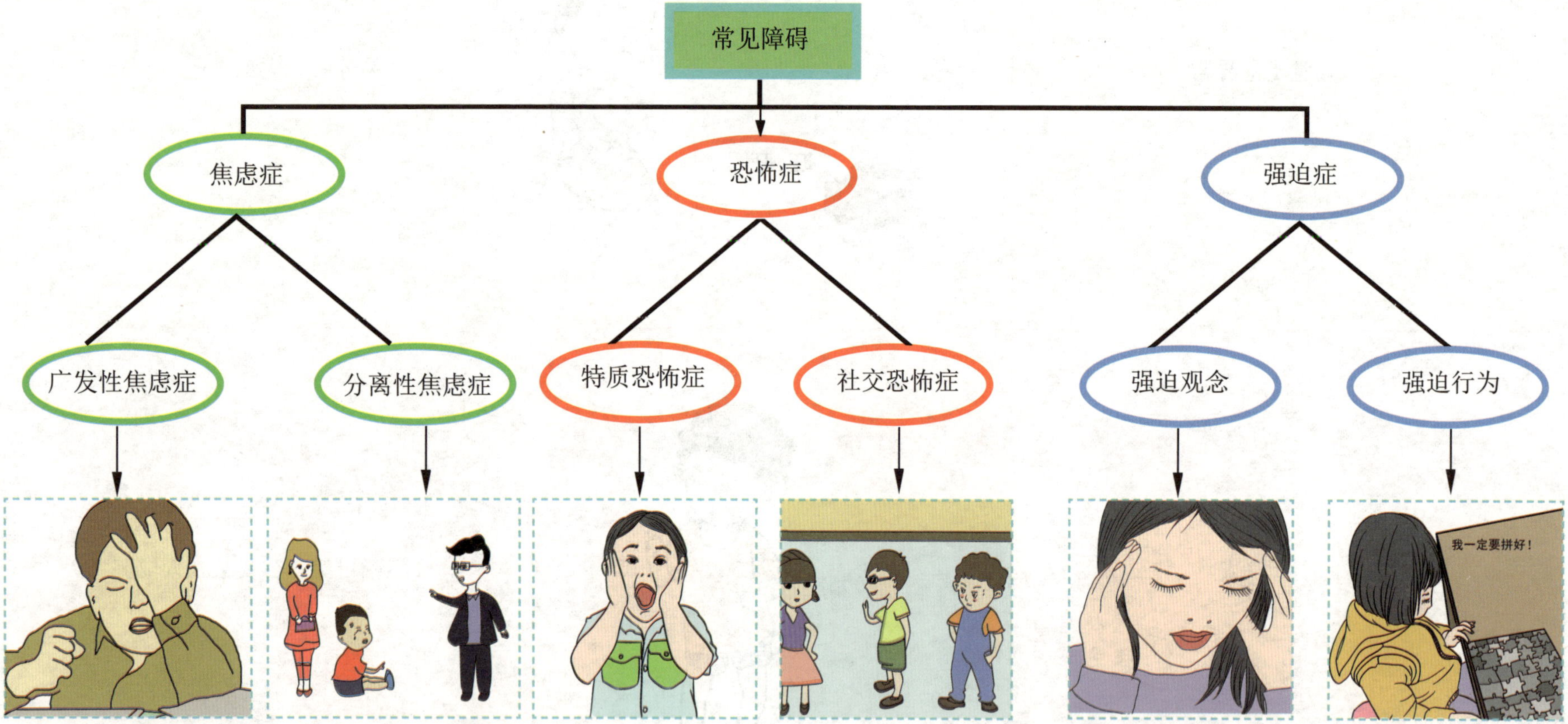

```
                    常见障碍
         ┌─────────────┼─────────────┐
       焦虑症         恐怖症         强迫症
      ┌──┴──┐       ┌──┴──┐       ┌──┴──┐
   广发性  分离性   特质    社交    强迫    强迫
   焦虑症  焦虑症   恐怖症  恐怖症  观念    行为
```

第一章
孤独症患者的情绪行为

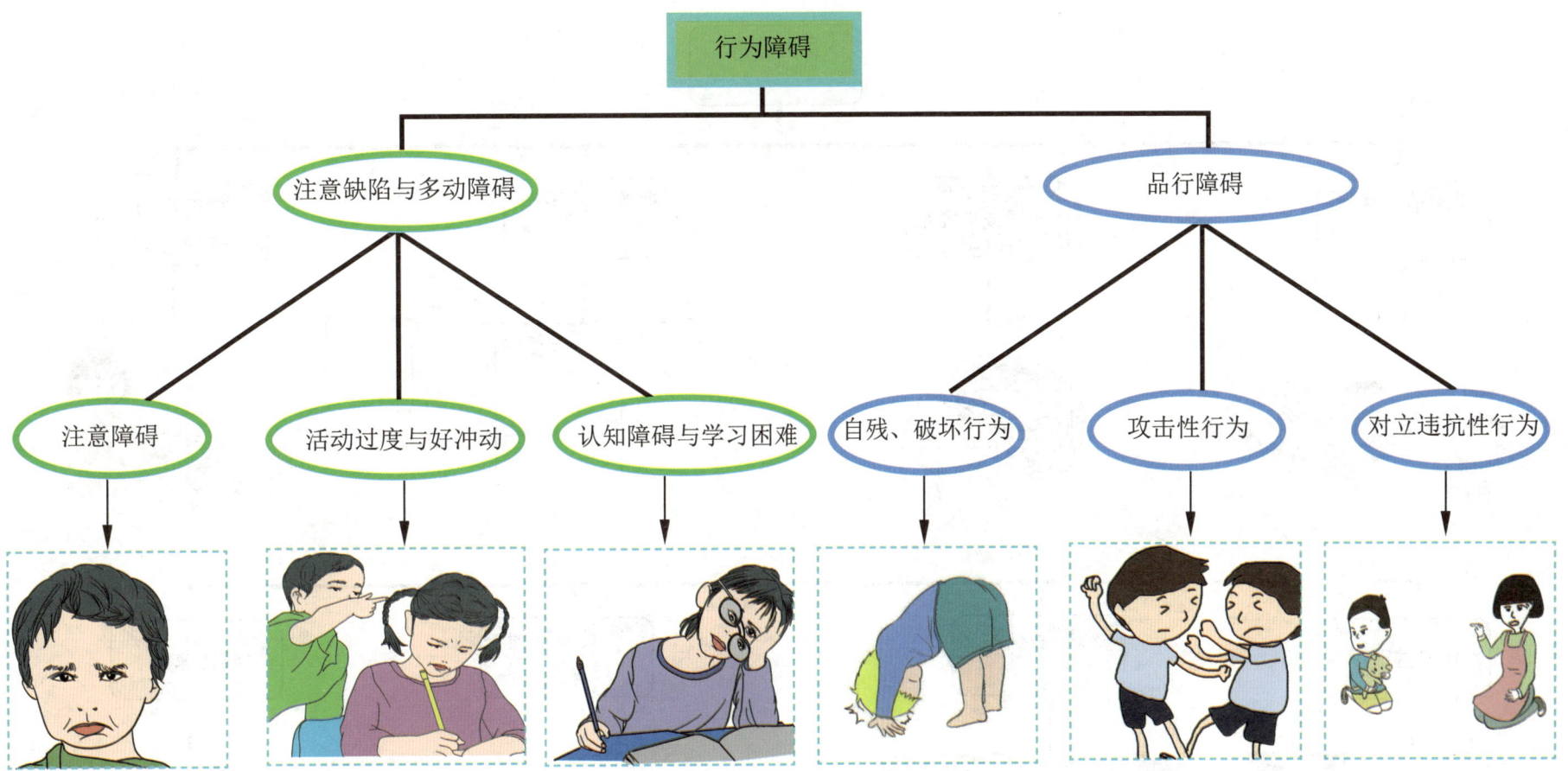

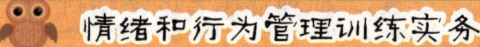

四、孤独症患者产生情绪行为的原因

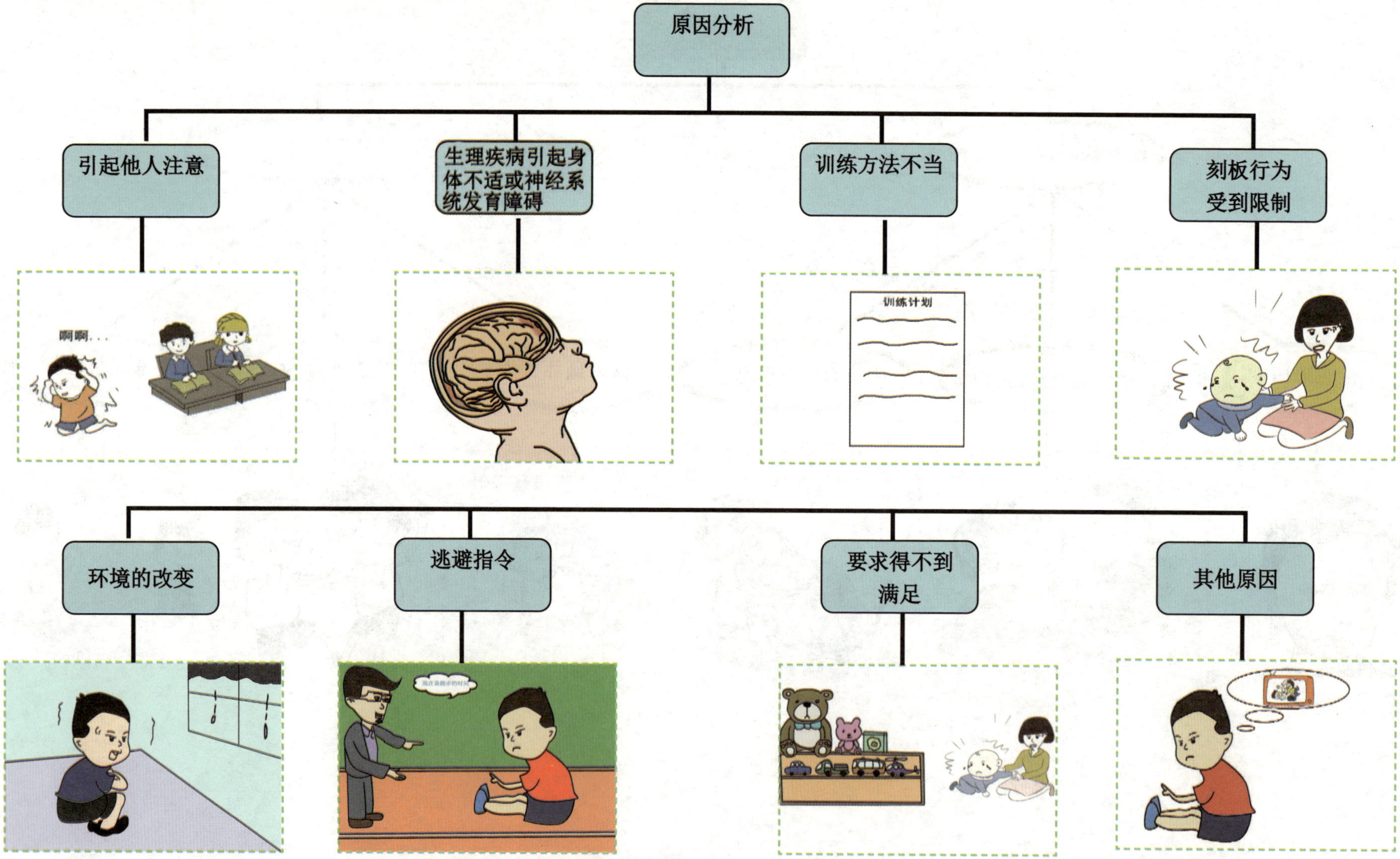

```
                    原因分析
    ┌──────────┬──────────┼──────────┬──────────┐
引起他人注意  生理疾病引起身   训练方法不当   刻板行为
              体不适或神经系                  受到限制
              统发育障碍

    ┌──────────┬──────────┬──────────┐
环境的改变    逃避指令    要求得不到    其他原因
                          满足
```

第二节
如何处理孤独症患者的情绪化行为

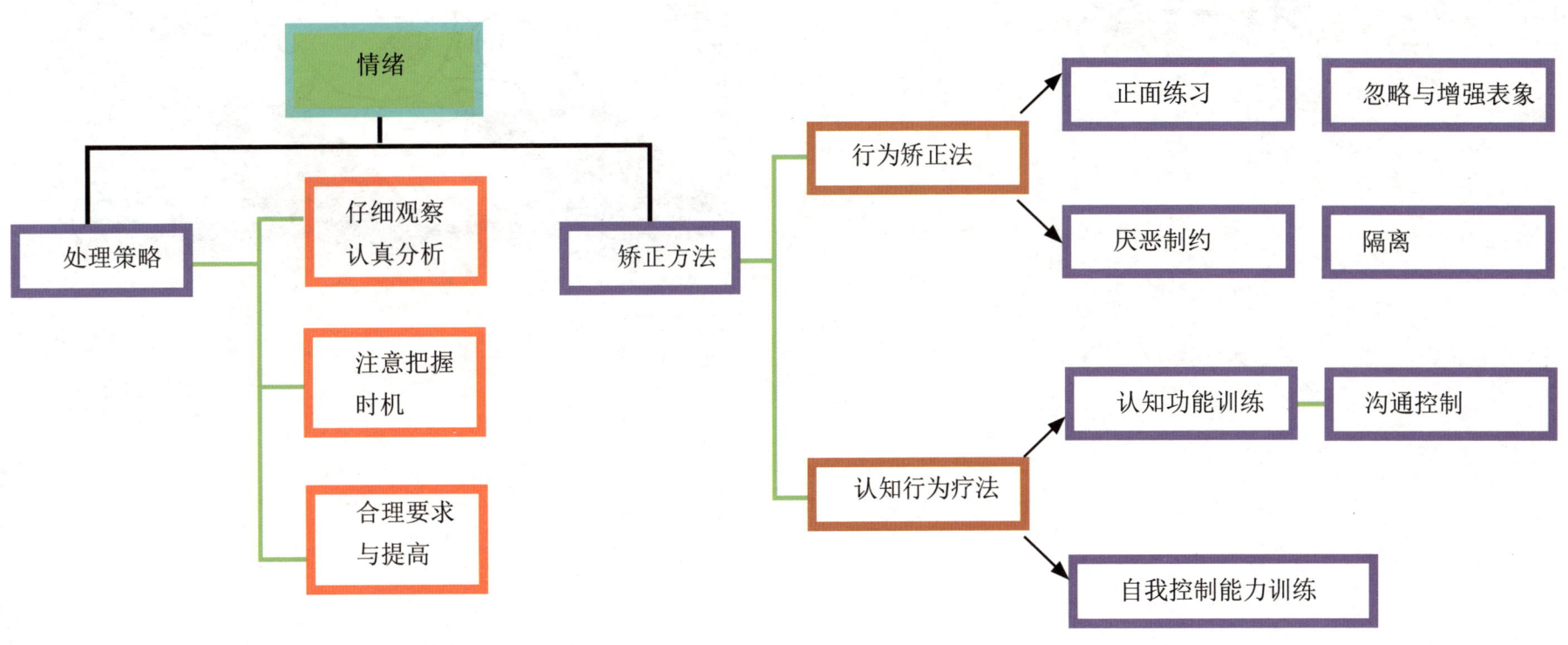

第二章

孤独症患者的行为干预案例

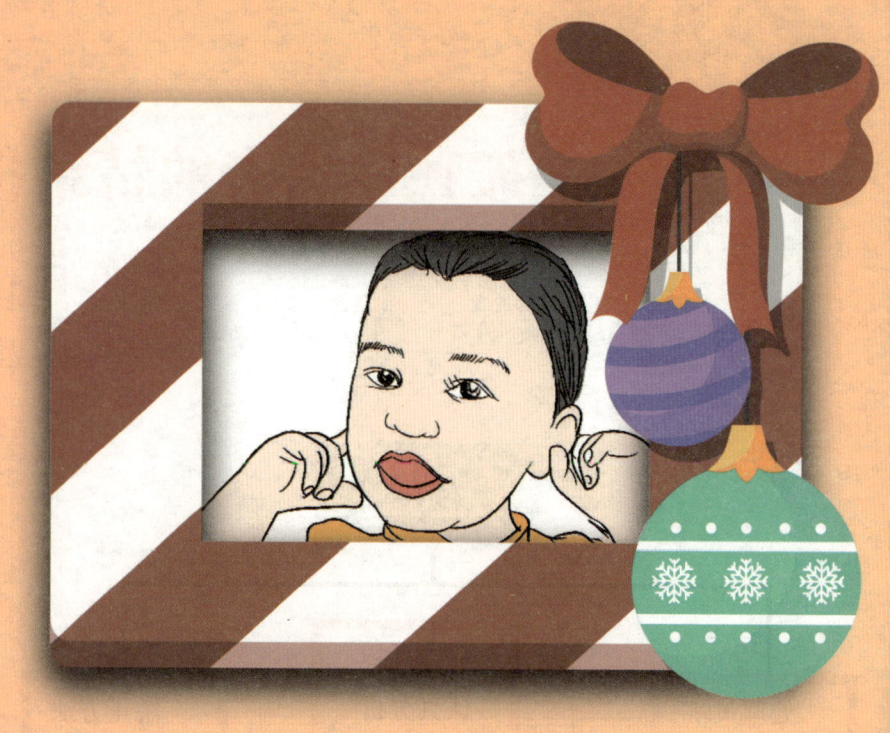

第二章
孤独症患者的行为干预案例

案例1 咬手背行为

小克是一个8岁的男孩，整体的功能水平是4～5岁，表达性的交流不超过2岁水平。无论什么时候，要求他做一项事情或者从一项活动转变到另外一项活动的时候，他就开始咬手。由于给予惩罚、喊叫、责骂、用手打屁股等都没有效果，所以长期存在咬手习惯。

分析：咬手的行为是小克表达压力的方式。在他想要得到他想要的东西或不想继续做某件事时，只要咬手，便经常能够如愿以偿。他的疼痛没有强烈到使他不去伤害自己的手背。他需要有一个表达自己紧张的方式，你应该了解他的这种表达方式，给予妥协（例如，给予更多的帮助，交给比较容易完成的任务）。

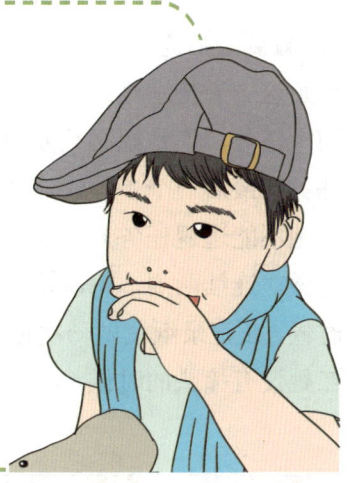

干预目标

教会小克一种替代的行为，可以表达他的不高兴，这样可以避免他咬手。

干预过程

在教孩子活动的期间，仔细地观察，这样你能够在开始之前或刚开始时就给予干预，快速地伸出手，阻止他把手放到嘴里咬，引导他把手放到桌子上，并对他说"把手放下"。这时，引导孩子模仿"摇摇头"并说"不，不做"或"不，要饼干"，如果孩子不能做到，就会成为引起孩子紧张的原因。当他已经模仿这个表达的时候，做出妥协，然后说"好，小克，我帮助你完成"或"好，小克，再做一次，然后吃饼干"。

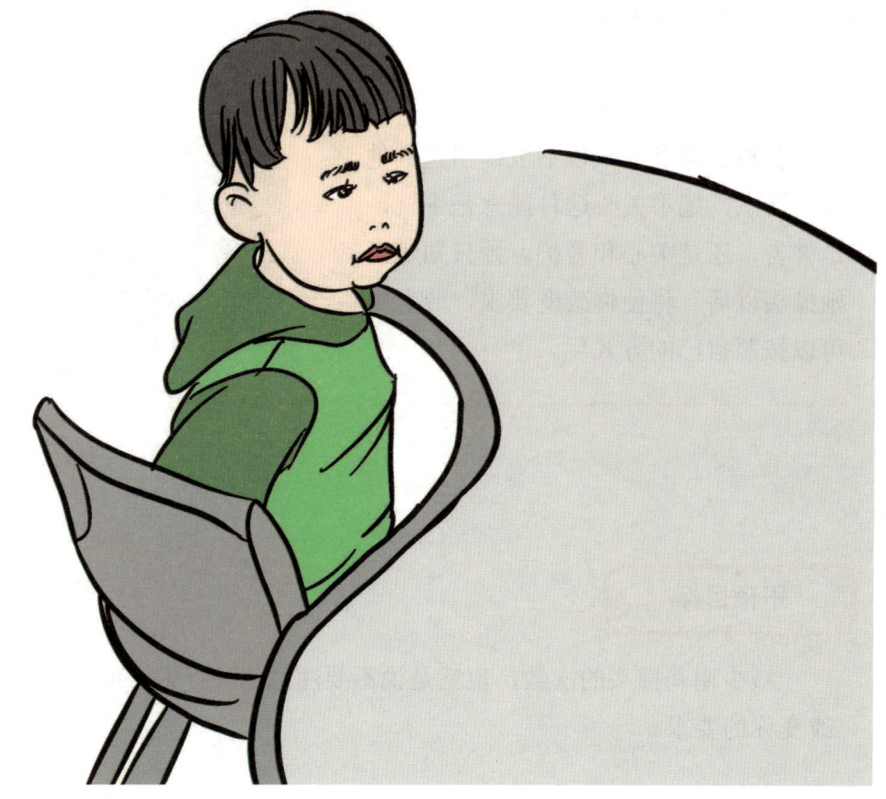

案例2 撞头行为

谢莉是一个协调性很好、活泼可爱的4岁女孩。她的整体功能水平是2岁6个月，但是她能够使用的表达性的词汇低于5个。谢莉能够意识到其他人，能够预料到其他人对她的行为的反应，她的心情起伏不定，没有办法预期。近一年来，无论什么时候，心情不好，或者不让她玩自己选择的游戏，她就会悲伤难过，然后频繁地撞头，这个行为使父母非常紧张，还好没有引起身体上明显的伤害。惩罚或特殊爱护似乎对她的撞头行为无效。

分析：谢莉撞头以后立即引起其他人的注意，她不关心这种注意是生气，是警告，还是关心和爱护，她只知道当她撞头以后，将使你改变要求，或者她可以按照自己的方式玩。

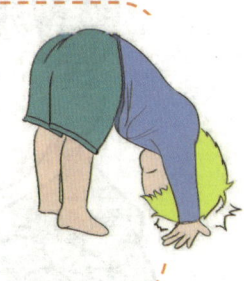

干预目标

减少谢莉撞头的次数，也就是说不要注意这种行为，或者改变你的要求。

干预过程

在桌面活动时（上面有拼板、插棍、彩色笔），放桌子和椅子时，要远离墙，这样她就撞不到墙了。无论什么时候，只要谢莉开始用头撞桌子，就把活动的材料拿到你的身边，并且转过身去，不要注意她。数数数到10（大约10秒钟），转回身去，再把材料给她。每次她撞的时候，都重复上述的过程，但是不要停止做这项任务，直到最后完成这项任务（如果她这一天特别难过，你可以缩短任务，但是她必须要做完任务的最后一个步骤，让她知道她不能逃避任务）。继续这样做，连续两周，每次她撞的时候，在记录纸上做一次记录。

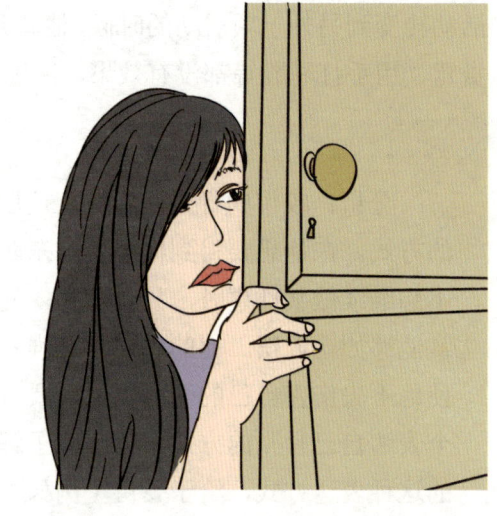

在她没有撞头的时候，给予密切的注意，并且给予表扬是非常重要的。

案例3 向别人身上吐口水

小维是一个13岁的男孩，心理年龄大约是3岁，有时候他向自己弟弟的脸上吐口水，有时向其他的孩子吐，偶尔向不熟悉的大人吐，但是从来不向自己的父母吐。以前阻止他这个行为的尝试都不成功——告诉他"不要吐"，把他关在房间里，或让他的弟弟还击他。小维不能理解限制性或因果关系的语言解释。吐口水通常不是挑衅性的。

分析：我们不知道为什么小维向自己的弟弟或其他人吐口水，但是他不向熟悉的大人吐口水。可事实表明他一旦意识到控制自己的行为是必要的，那么他有能力控制自己的这个行为。你所使用的惩罚没有足够使他不愉快，没有立即与吐口水的动作联系在一起。因此，小维不能把吐口水和你的反应联系在一起。

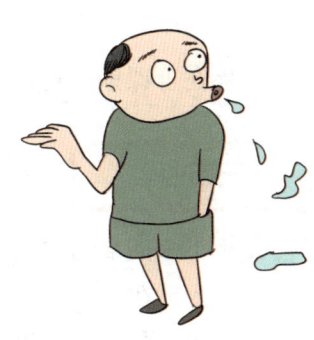

干预目标

停止吐口水的行为。

干预过程

要求小维的弟弟和他参与一个活动，这个活动对小维来说是相当容易完成的，在圆圈之内涂颜色或把图片放在镶嵌板上，这些活动3个人能够轮流进行。让他的弟弟与他坐在一起，这样他有机会向弟弟吐口水。每次小维吐的时候，就把已经浸过辣酱油汁的手巾的边缘放到孩子的嘴里，在里面停留一会儿，然后再重新做游戏。每次发生这样的事情的时候，就在表里记录1次，这样做至少1周。当这个行为在你的游戏期间被控制以后，在其他的时间里无论什么时候他向人吐口水，就重复这样的过程。（醋最常用于这个行为，但是小维喜欢醋，因此我们建议使用辣酱油。特别要注意的是，除了孩子的嘴以外应避免碰到孩子任何其他的部位。）

案例4 用手指打大人的脸

小杰是一个4岁的男孩，心理年龄大约是18个月，没有语言或手势的交流。他出现拍打别人的脸的行为已经有很长时间了，通常发生在要求他注意或做事情时，以及在他自己玩的时候或是在教学的过程中。

分析：小杰拍打的行为是他不喜欢某种情况，对挫折或困惑反应的表达方式。我们不想影响他表达自己的感情，但是应该教给他比较正确的让他接受的方式。如果他能够使别人知道自己的愿望，拍脸的行为将会消除。

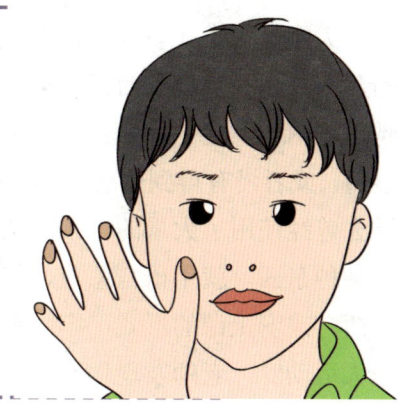

干预目标

教小杰用手势表示他做事情做得累了，对做事情困惑，不想被打扰。

干预过程

无论什么时候如果小杰在做事情的期间想要拍打你，可以控制他的双手，平静而坚决地说"不要打"，然后教他替代的手势表示"完成了"（两只手的手指尖在他的胸前从上向下滑动）。用表扬强化这个手势，然后让他玩一会桌子上任何他想要玩的东西。在他玩的时候，给予频繁的帮助和表扬。在你看到他想要拍手的时候，教他做"完成了"的手势。通常在小杰做出这个手势以后，要允许他停下来一会儿，这样他就会知道你理解他。当在上课期间学会这个行为以后，那么可以在每天他自己自由活动的时间使用相同的技巧教他这个行为。

案例5 扔东西

大刚是一个4岁大的没有语言的孩子，功能相当于中度发育迟缓的范围。因为常把东西扔到桌子下面，使得在家里和学校的上课变得越来越困难，这个行为也扰乱了家庭的生活，当要求他做他不喜欢的事情，或者没有得到他想要的东西的时候，这种行为的发生最为频繁。过去曾经使用了大量的干预方法，都没有成功。比如无论什么时候扔掉某种东西，就用语言惩戒、忽略这个行为，让他捡起任何他扔掉的东西，改变上课的形式，牢固地控制他的手，均未见效。在学校里做粗大运动时，老师发现他不喜欢身体接触。

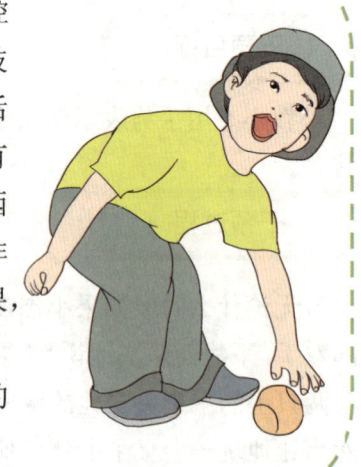

分析：通过扔东西，大刚成功地控制了他的周围环境。你不能教他新的技能，无论什么时候他想打断你的教学活动就能打断。这个行为对他和别人具有潜在的危险，因为他不能判断什么东西是易碎的、昂贵的、或有危险的。除非他理解扔东西以后有一个不愉快的后果，否则他不能学会控制自己的这个行为。对大刚来说，不愉快的结果就是身体的限制。

干预目标

消除在上课期间扔东西的行为。

干预过程

在接下来的2周时间里，在上课期间，重点关注他，减少大刚扔东西的行为。在每天剩下的时间里，应用下面的技巧：

①把贵重的物品放到孩子拿不到的地方；
②在他开始扔东西之前就给予注意，密切地关注他；
③如果他扔东西，就不注意他。

在上课期间做简单的任务，无论大刚扔什么物品（积木、插棍、铃铛等），立即给予反应，坚决地说："不要扔！"同时拉住孩子的手，紧紧地握住，并且向下拉。然后转过身去，默默地数到30。接着放开他的手，转过身，面对着他，继续进行任务，不要去捡起被扔掉的物品。多准备一些积木、插棍等，这样在没有捡起扔掉的物品的情况下，你能继续做这项任务。每次他扔东西的时候，都重复上述过程。如果他没有扔物品，表扬他。可用葡萄干奖励他，说："是的，做的好！"微笑，鼓掌欢呼。

案例6 哭闹，拒绝指令

婷婷是一个6岁大的女孩，智力在中等偏下。她对所有的交往活动的反应都是强烈的、消极的，尖叫地说"不……停下……我不想"或哭闹。这个行为一直要持续到父母放弃为止。要去购物时，她拒绝和她的妈妈离开房间。即使忍受她哭闹，她还是拒绝上车等。在生活自理领域最简单的任务也会引起同样的反应。她的父母已经尝试用各种不同的物品奖励每一个合作的活动，表扬、食品、感兴趣的活动或者让她自己玩，这些没有一个起作用。因为她对父母给她的帮助采取消极的反应，她的父母感到非常悲伤，感到受挫折，她的父母想要在没有惩罚的情况下获得她的合作。

> **分析**：她的拒绝看起来好像与给她任务的难度没有任何关系，而是与改变一个新的活动或方式有关系。婷婷不清楚她将要做什么，这样她就不知道怎样处理当时的情况，得到的承诺还不足够强烈，因此她不能接受这些变化。

干预目标

减少尖叫或哭闹的行为。

干预过程

在接下来的两周时间里，制作1份记录婷婷尖叫的表，看一看下面的行为处理技巧是否有帮助：

① 忽略尖叫或哭闹；
② 通过轻微的身体辅助或操作给予频繁的帮助；
③ 在孩子视野以内放一个可以吃的奖励物，在孩子完成任务后立即给她。

一天两次，与婷婷一起坐下来，给予一个不需要语言的活动（分类、配对、涂色等）。把食物放在附近，告诉她完成以后，她能够得到什么。忽略所有的对抗，开始这项活动，先示范放置第一张卡片，然后给她身体辅助帮助她放下一张卡，不给予语言的辅助，但是在她做的时候，微笑地看着她，不注意她的声音或语言，如果她停下来不做，就通过轻微地碰她的手给予频繁的帮助。一旦她完成这项任务，就拍她的肩膀，微笑，然后给予食物奖励。

案例7 吃饭时离开餐桌

小利是一个4岁的男孩，配合很好，他能够理解短语，表达简单的语言，但是他注意力不集中，太活跃，不听劝告。家里人一起吃饭的时候通常被他的行为所扰乱。他从其他人的盘子里抓食物，离开座位，迅速跑开，然后再回来，抓另外一个盘子里的食物……他的父母打他屁股，责骂他，惩罚他，尝试着让他坐在椅子上等。这些措施基本上没有效果。

> **分析**：就餐期间，他在意别人的注意，但消极的注意和积极的注意对他来说一样高兴，当他不坐在桌子旁吃他自己的食物时，就拿走食物。为了改变这个恶性循环，必须只在他做出正确的行为时，才给他食物。

干预目标

教小利在吃饭期间坐在椅子上。

干预过程

需要记住重要的一点：要用注意和表扬奖励良好的行为。让小利坐在特定的位置，这个位置只能拿到自己盘子里的食物，而不能拿到其他人盘子里的食物。当他站起来的时候，完全地忽略他，不要叫他回来，或者看着他；当他回来，坐在椅子上的时候，看着他，向他微笑，并说："好，我们坐下吃饭。"如果他没有坐下，又要抓食物，不要批评他，只是简单地把盘子移到桌子中间，直到他坐在椅子上才给他食物。当家里人都吃完饭的时候（大约20分钟），把所有的食物拿走。在吃下顿饭之前不让他吃任何的零食，只给喝一些水和果汁。小利必须等到下顿饭才能吃到食物。

案例8. 吃不能吃的物品

珍珍是一个8岁的女孩，不活泼。她的水平在轻度发育迟缓的范围，但是对路线有较好的记忆，有超过其年龄水平的阅读能力。她的语言理解能力严重发育迟缓。她感兴趣的活动是看电视，在看的时候，珍珍兴奋得会撕纸，把纸咬成碎片，以及咬塑料和沙发上的线等。在院子里的时候，她把砖头、花、树叶放到嘴巴里。在吃饭的时候，她把玻璃杯里的冰激凌抓到嘴里咀嚼，这个习惯使得她吃饭也不能好好吃完。当她的习惯被打破以后，她变得非常难过，她持续不变的行为习惯难以改变。责骂、打屁股、把她关在房间里、表扬她没有把东西放在嘴里，都已经使用过，但是都没有成功。但是珍珍理解规矩，无论什么时候告诉她，她就会停止。

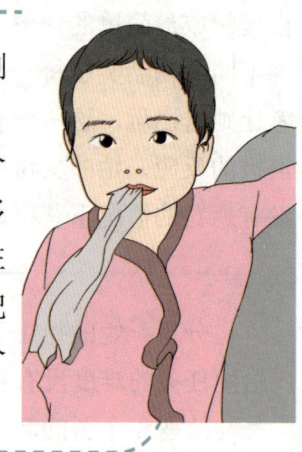

分析：珍珍能够在被辅助的情况下抑制自己的行为，但是在没有她妈妈的辅助时，她就变得不能意识到自己正在做什么。这个行为具有潜在的危险，因为在院子里有很多有毒的不能吃的东西。珍珍需要在妈妈不在身边的时候，有一个提醒自己的方式不要把东西放在嘴里。她的阅读技能可以作为一个视觉上的提示。

干预目标

教珍珍在没有妈妈的辅助下控制自己，不把不能吃的东西放在嘴里。

干预过程

开始的时候，我们教珍珍阅读一张写有规矩的卡片，用这个规则控制她的冲动。一旦她学会你想要她阅读这个规则，而不是听你说出来这个规则，那么在几种不同的场合下使用下面的技巧。

步骤1：在上课的时候，把一杯冰激凌和勺子放在她的附近。在玻璃杯的前面放一张卡片。上面写"用勺子吃冰激凌"。一旦孩子忘记了拿勺子，而用手指抓冰激凌，不说任何话，而是快速把玻璃杯拿走，把所有的冰激凌都扔掉。指着卡片，要求她读，向她解释"你忘记了规则，我们一会儿再试一次"。5～10分钟以后，提供下一次机会。

步骤2：在上课的时候，把更多的她喜欢放在嘴里的东西放在她的附近，把一张卡片放在这些东西的附近，上面写"不要放在嘴里"。

如果她能够记住规则10分钟，给予解释她还可以咀嚼一些口香糖。如果珍珍再次把卡片上标注了"不要放在嘴里"的东西放在嘴里，不要用语言提醒她，直接把准备好的口香糖拿走。

步骤3：在电视屏幕下放一张卡片，上面写"不要把东西放在嘴里"。不给予语言的辅助，观察她，无论什么时候她忘记而把东西放在嘴里的时候，平静地走到电视机前面，把电视机关掉几分钟。指着卡片，摇摇你的头。在她感到难过和生气的时候，不批评，不说任何安慰性的话。

案例9 机械的重复询问时间

小洪是一个胖胖的、不活泼的10岁男孩。他的智力水平总体来说在中度迟缓的范围。他对人的生日、电话号码、信用卡号和时间有非常强烈的兴趣，对这些数字具有超常的记忆能力。但他关于时间的问题是最为频繁的，产生许多持续性言语症的问题，甚至让他坐在钟表前，可以很容易地看到时间，他也会问时间。过去用于减少这个行为的尝试包括回答问题、忽略、转身、离开房间和告诉他安静等，均显示无效。

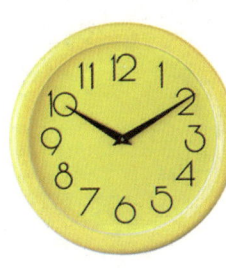

分析：过去的技巧没有效果可能是因为小洪并不是真正想要问问题，也许他已经知道答案。他正在用语言表达他持续性的想法，成人的反应或没有反应对他来说并不重要。要求他"安静"需要更好的自我控制，但是他还没有发展到这一步。通过用具体的规则"闭上嘴"、视觉的提示，以及随着这个规则而来的具体奖励物教给他学会控制。

干预目标

减少其在做事情期间持续地进行提问。

干预过程

在一些特殊的任务期间教小洪"把嘴闭上"。给他一个不需要语言的任务，例如积木与数字配对。这对他来说不是很难。在桌子上放置6个数字，数字旁边放一个杯子。每次他用积木和一个数字配对，表扬他，并且把这个数字放到杯子里。孩子一问"现在几点了"，就说"闭上嘴"，摆动你的手，把你的嘴唇紧紧地合在一起。把数字从杯子里拿出来，表现得很不高兴。用手势让他继续做配对，每次他用积木与数字配对，就把数字放到杯子里，表扬他。每次他问问题，就再拿出一个数字，如果他看着积木，好像想要问问题，就用手势警告他，指着杯子里的数字，把你的嘴唇紧紧地闭上。当这个任务完成以后，所有的数字都被放到杯子里，然后问小洪："现在几点了？"让他回答你。你要教他有时候能够问问题，也有时候不能问问题。

案例10 注意时间短暂，自控力差

小泉是一个没有语言的、精力旺盛的4岁男孩。他在非语言技能的功能相当于2岁孩子的水平。冲动和注意力涣散。小泉不能够坐在位置上吃饭、洗澡、大小便以及给他穿衣服。当他注意的时候，在手势的帮助下，能够理解一些简单的指令。但是这样的时候比较少见。过去使用的用来控制的努力包括责骂和打屁股。他的父母观察到他好像没有理解为什么他做错了，因而变得更加多动和难过。他们喜欢他这种充满快乐的自然特性，不想进行干扰，也不想用任何的药物来控制孩子的活动水平。

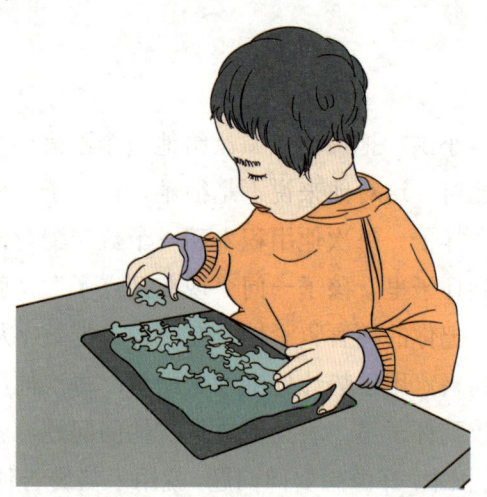

分析：延长小泉注意的时间以及进行某项活动时间的长度，这是他的语言、生活自理以及进入学前教育的一个必要的基本技能。在短暂和条理清楚的教学活动中，让他知道应该做什么，应该在哪里做这个以及下一步将要做什么，那么他能够开始增加他的注意，懂得先做事然后玩的因果活动。这项活动具有视觉的线索，将会教给他做他想做事情的时间和控制自己运动的时间之间的差异。

干预目标

从2～15秒钟的时间开始延长坐和参与的时间。

干预过程

设置一个工作的区域，这样小泉将会看到他将在哪里做事情，在哪里玩。开始的时候用简单的活动，你知道他能够做得到（简单的4片的拼板），把拼板放在桌子上，从母板中拿出一片子板，让他再放回母板。把小泉叫到桌子前，帮助他坐下，引导他把拿出来的子板放回母板上，表扬他，给他一个葡萄干，然后指引他到游戏区，30秒钟以后，叫他回来重复这个任务。第二次你将拿出来两块子板，再次给予表扬和葡萄干，然后告诉他去玩。当他已经习惯这个形式时（大约60次），把所有的子板都拿出来，增加任务，教他把"所有"的积木都放到母板上，再次表扬，给予奖励，让他到游戏区玩。以这种方式逐步增加给他任务的数量。在小泉不需要你的辅助完成比较短的任务之前，不要做比较长时间（3或4片的子板）的任务。

第三章

情绪与行为管理基础训练项目

01 恰当就座

该技能的训练目的是，患者可以恰当就座。通过该技能的训练，患者应该能达到这样一种水平，即：当对患者说"好好坐着"，患者能够坐着身体不乱动（手放在桌上或腿上，脚不动），嘴安静不动。需要注意的是，在训练过程中对"手不动"这个行为要有相同的标准。那他们的手是应该放在桌子上，平放在腿上还是交叠放在大腿上？如果患者倾向于玩手，那么选择放在桌上或平放在腿上更好一些，因为这样会帮助减少患者玩手的行为。

扫描二维码，打印本技能训练配套表格

第三章
情绪与行为管理基础训练项目

教学材料

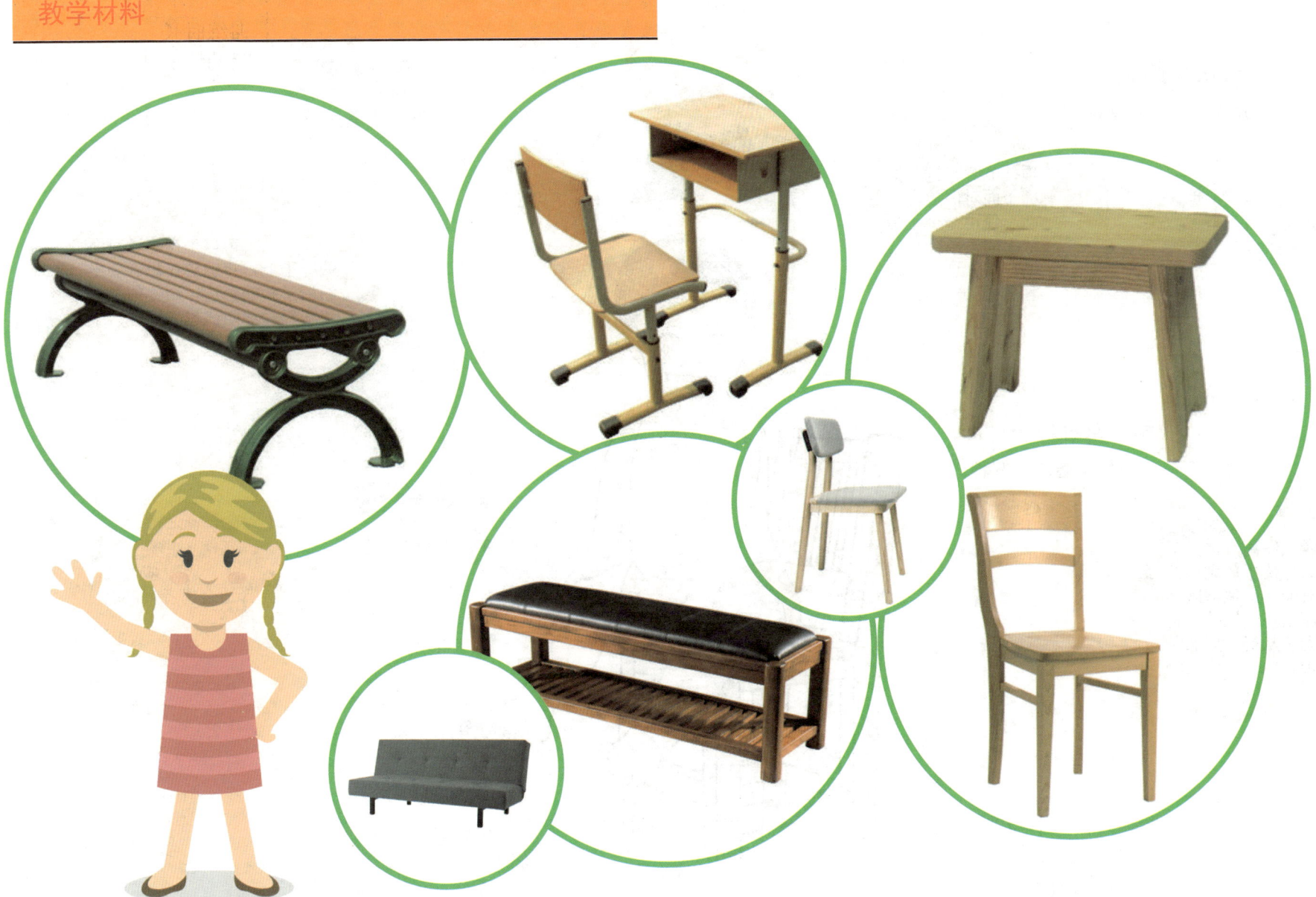

情绪和行为管理训练实务

训练方法示例

示例 1
好好坐着 1~2 秒。

小档案	
训练时长	
辅助情况	

TIPS：教授该项技能时，把两把椅子面对面放在一起，使用一个不带扶手的椅子会有帮助，因为这样比较容易提供辅助。

示例 2
好好坐着 3~5 秒。

TIPS：如果患者试图离开你，尝试把椅子放到墙的对面，让他们既不能敲打到墙壁，也无法从椅子后面逃走。

小档案	
训练时长	
辅助情况	

示例 3
好好坐着 10 秒。

小档案	
训练时长	
辅助情况	

TIPS：可以坐在患者对面的椅子上，将腿放在患者要坐的椅子腿的旁边，用你的身体和腿轻轻地阻碍患者离开教学区域。

示例 4
好好坐着 30 秒。

TIPS：应该选择适合患者身高的椅子。

小档案	
训练时长	
辅助情况	

泛化到**教室**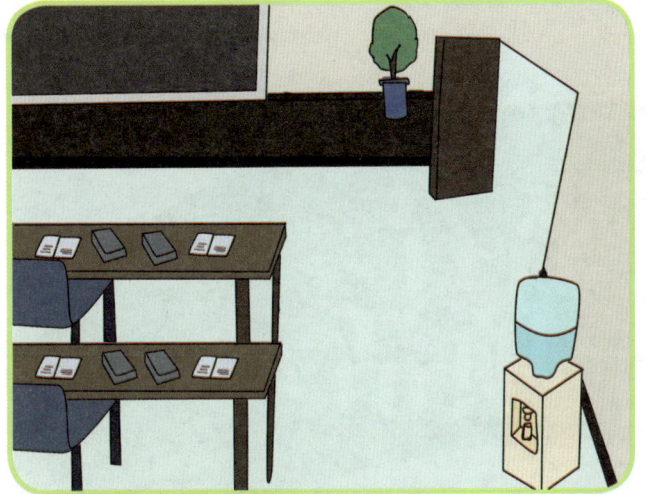

泛化到**餐厅**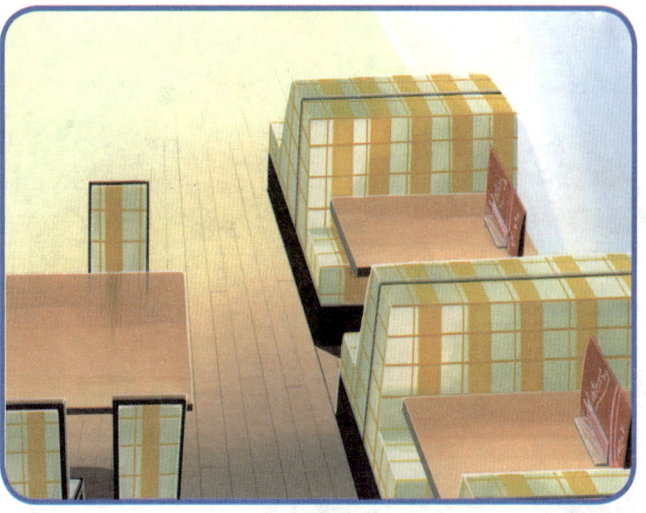

泛化到**客厅**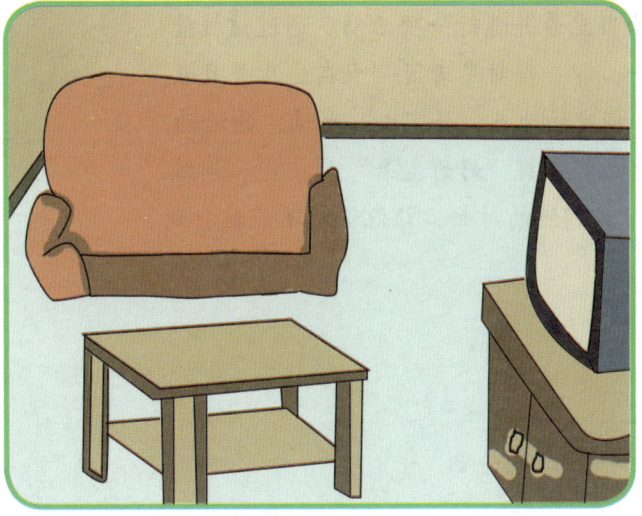

泛化到**室外**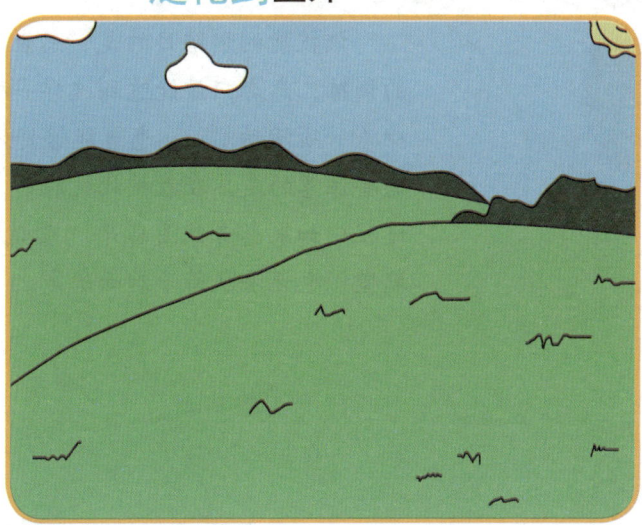

情绪和行为管理训练实务

02 正确坐着并进行一项活动

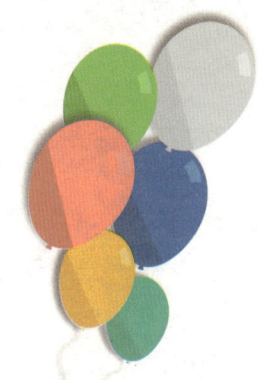

该技能的训练目的是,患者可以恰当坐着并进行一项活动。通过该技能的训练,患者应该能达到这样一种水平,即:当对患者说"坐在这儿并且做**(一项活动)",患者能够好好坐在指定的地点,并完成一个选定的活动。需要注意的是,在教授此技能前,患者已经掌握"好好坐着"的技能。训练过程中如果患者试图离开,尝试把椅子放到墙的对面,让他们既不能敲打到墙壁,也无法从椅子后面逃走。

扫描二维码,打印本技能训练配套表格

教学材料

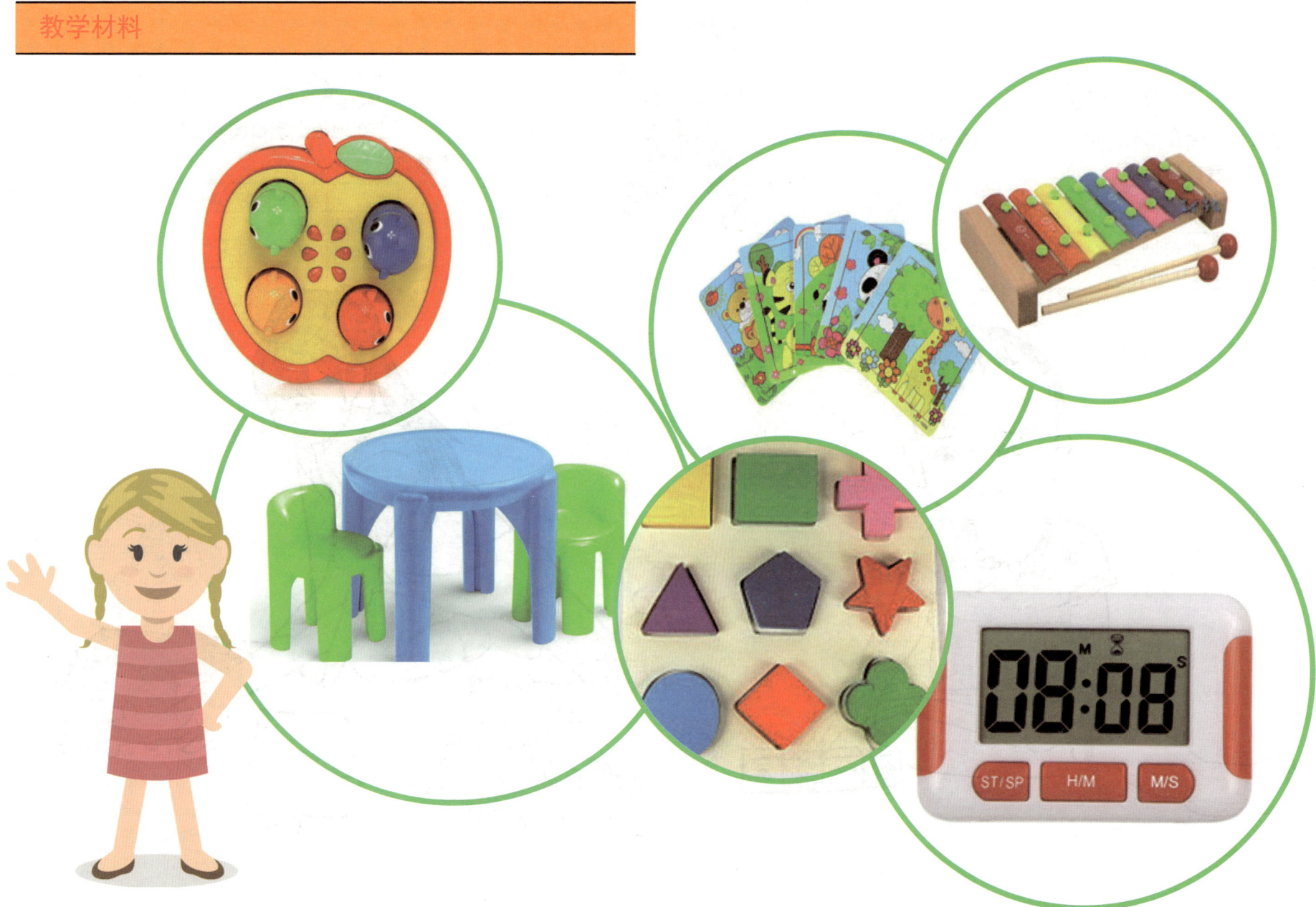

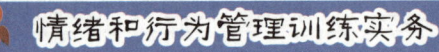情绪和行为管理训练实务

示例 1

坐在地板上玩玩具 30 秒（活动为患者自己选择）。

小档案	
训练时长	
辅助情况	

训练方法示例

示例 2

坐在地板上玩拼图 4 分钟（活动为教师选择）。

小档案	
训练时长	
辅助情况	

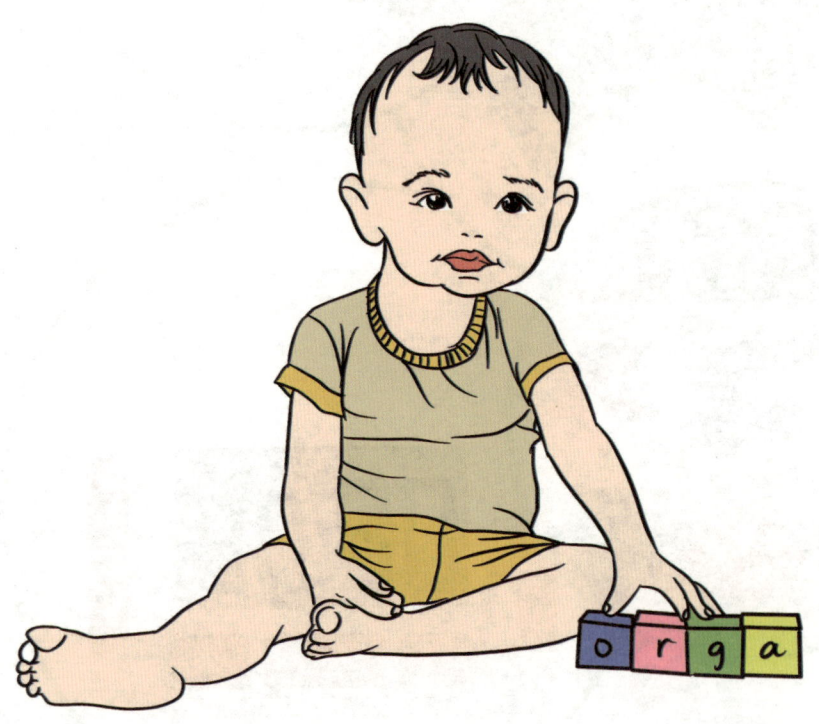

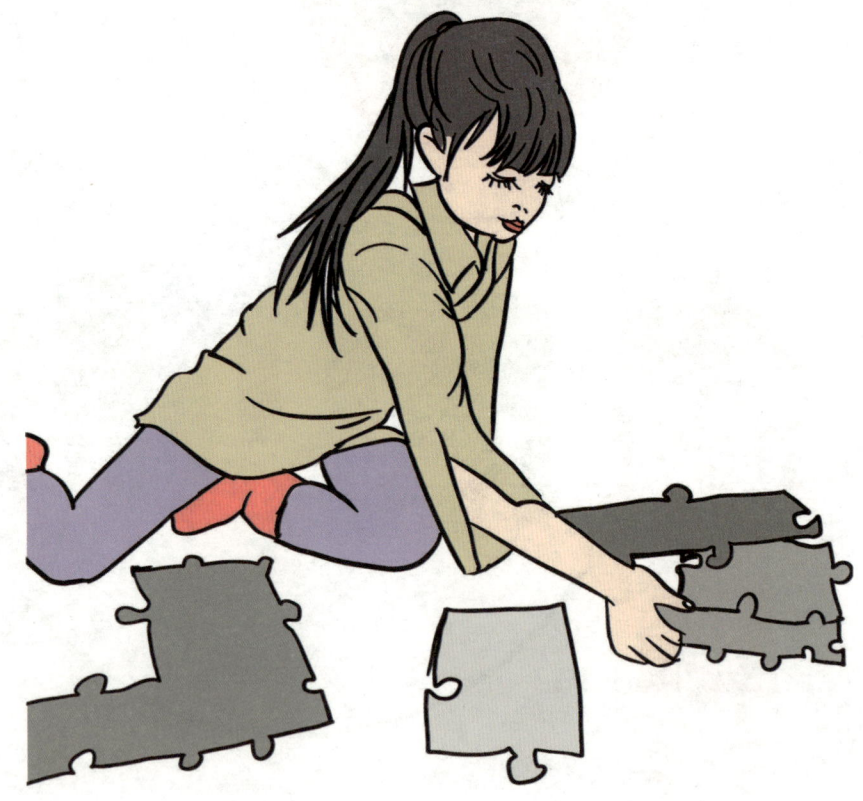

第三章
情绪与行为管理基础训练项目

训练方法示例

示例 3

坐在草坪上玩拼图 6 分钟。

（活动为患者自己选择）

小档案
训练时长
辅助情况

示例 4

坐在桌子旁玩拼图 8 分钟。

小档案
训练时长
辅助情况

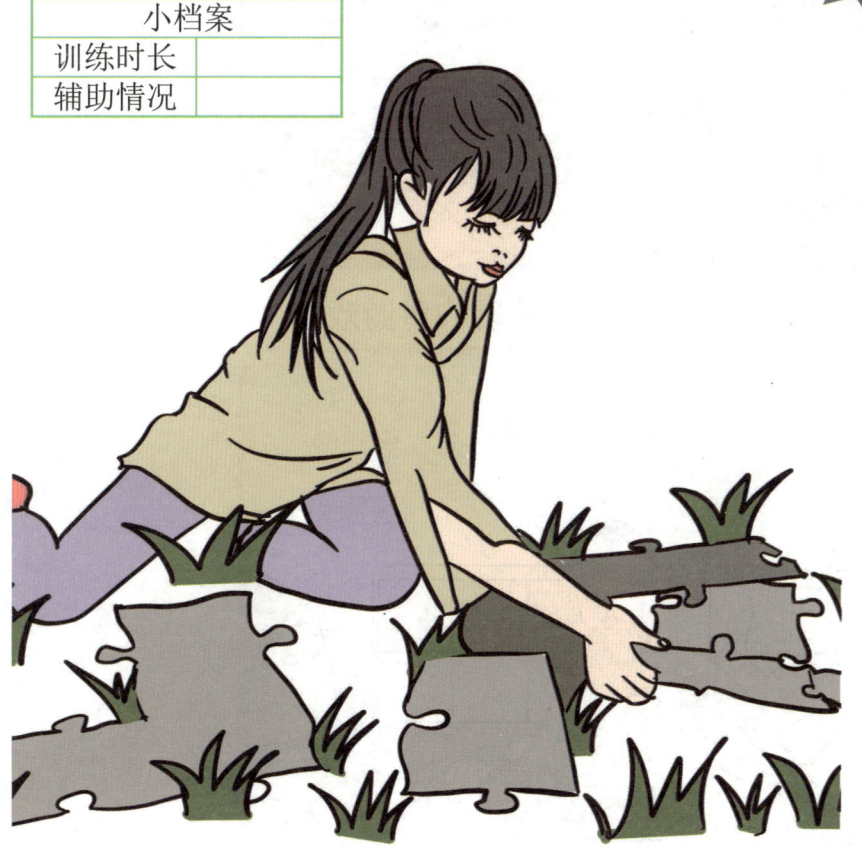

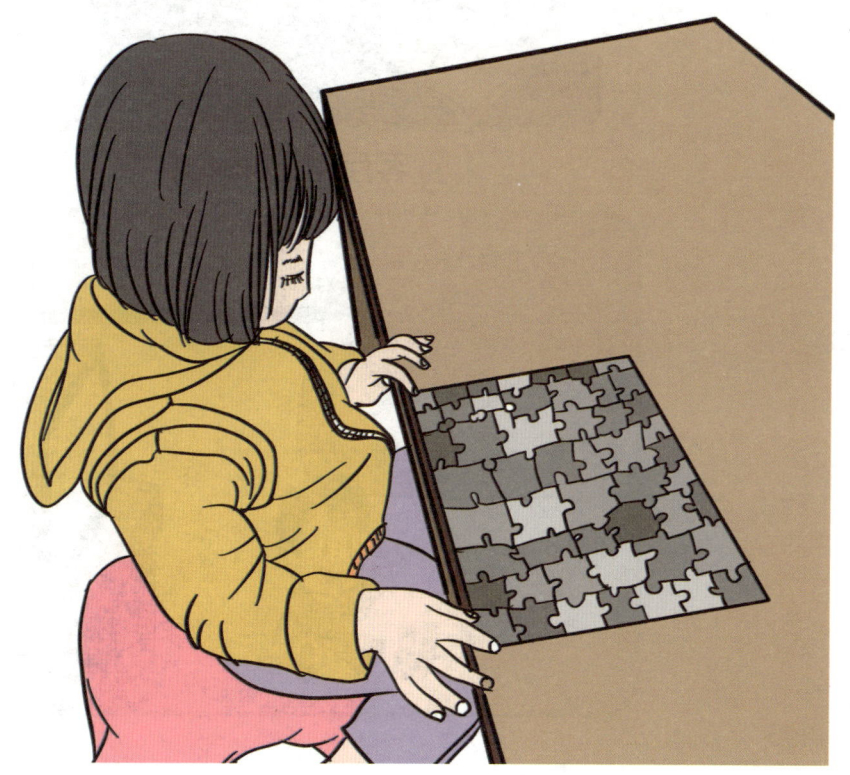

泛化到教室坐着涂鸦

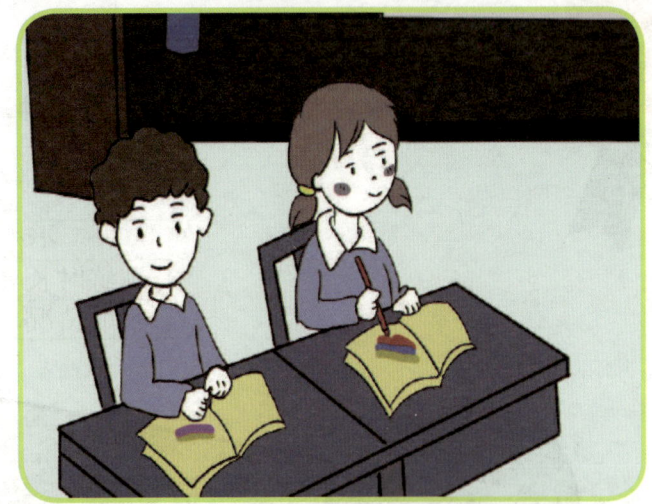

泛化到沙滩坐着玩沙塔

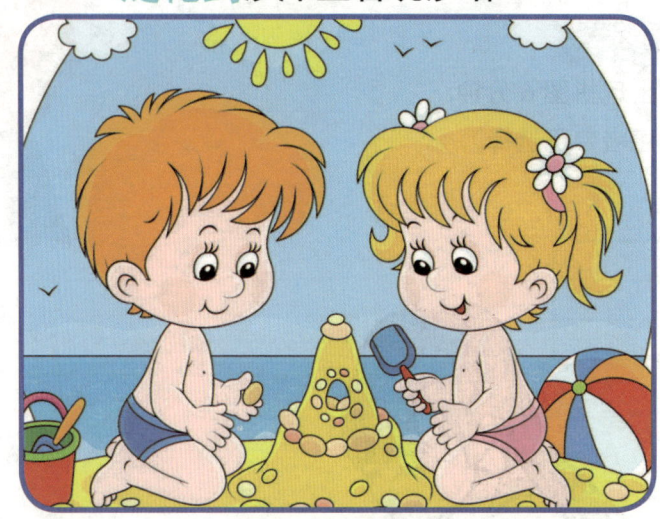

泛化到客厅坐着拼积木

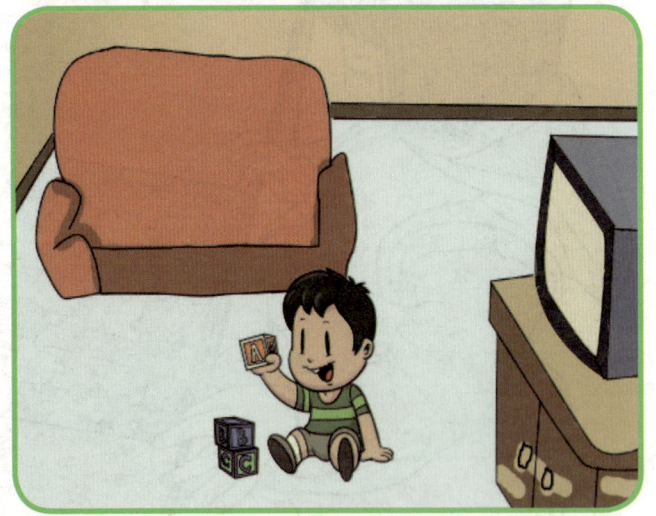

泛化到卧室坐着玩钓鱼游戏

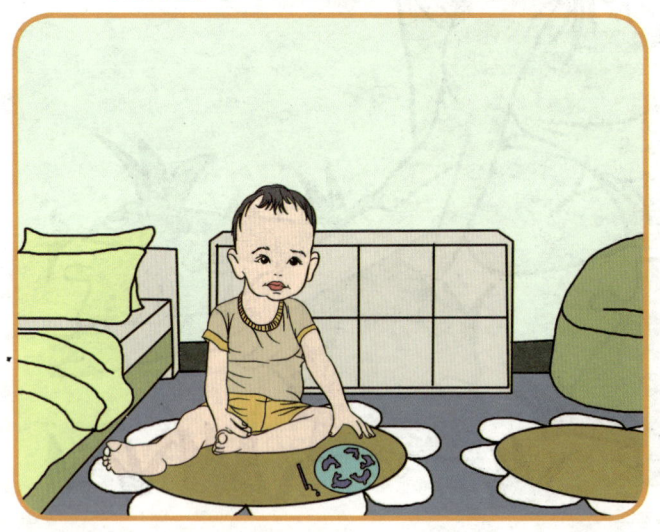

03 被点名时做出反应

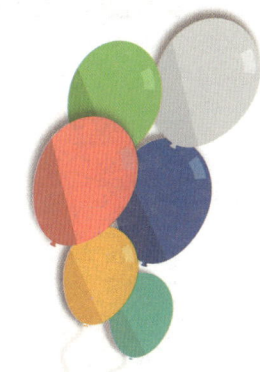

该技能的训练目的是，患者可以对自己的名字做出反应。通过该技能的训练，患者应该能达到这样一种水平，即：对患者说"***（患者的名字）看我"，患者听到自己的名字时，会与教师进行眼神交流。需要注意的是，在教授此技能前，患者已经掌握自己的名字，以及"接受一步指令"的技能。

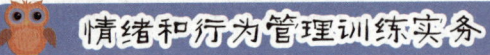

教学材料

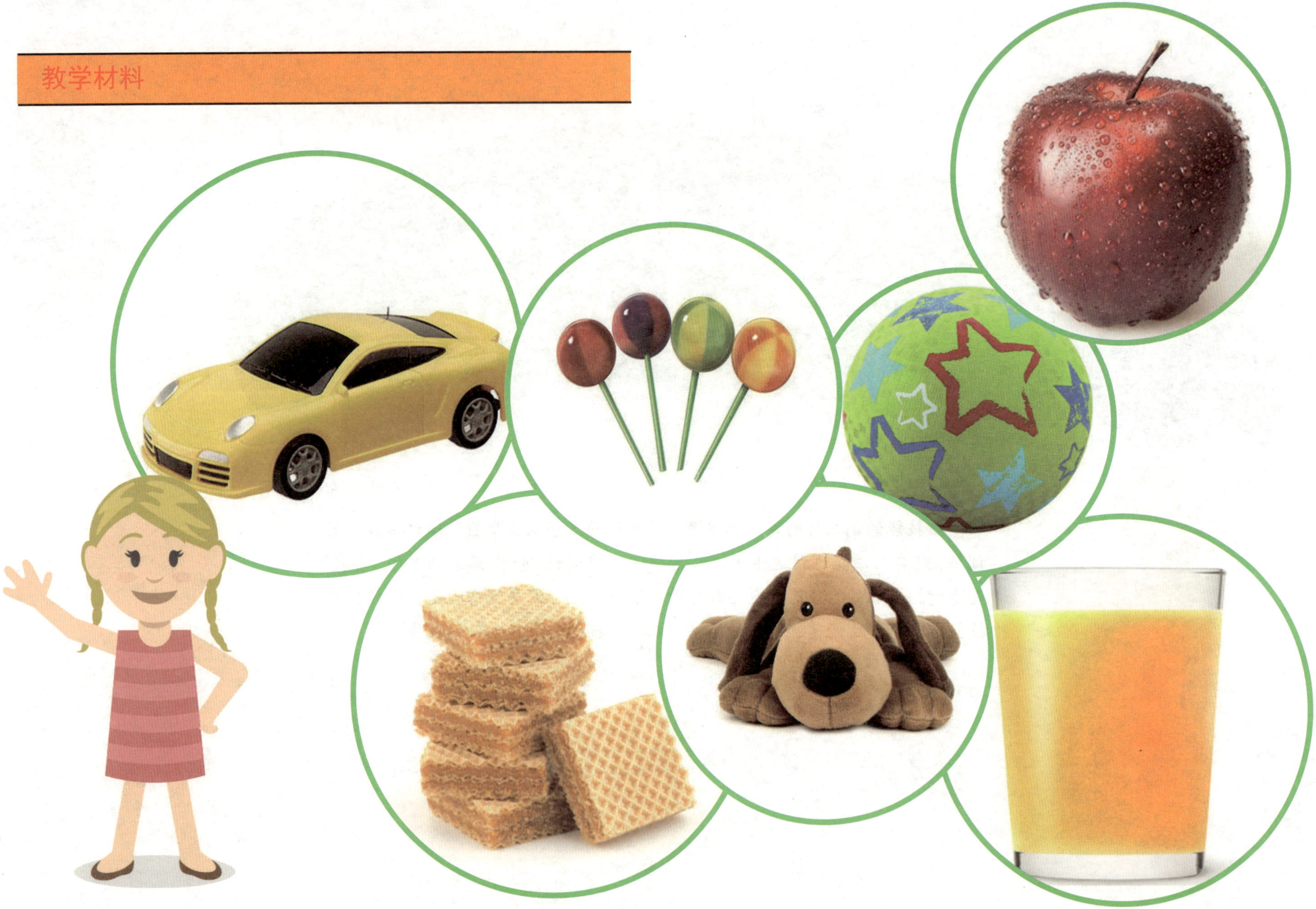

第三章
情绪与行为管理基础训练项目

训练方法示例

示例 1
小明，看我（时间维持 2 秒）。

小档案	
训练时长	
辅助情况	

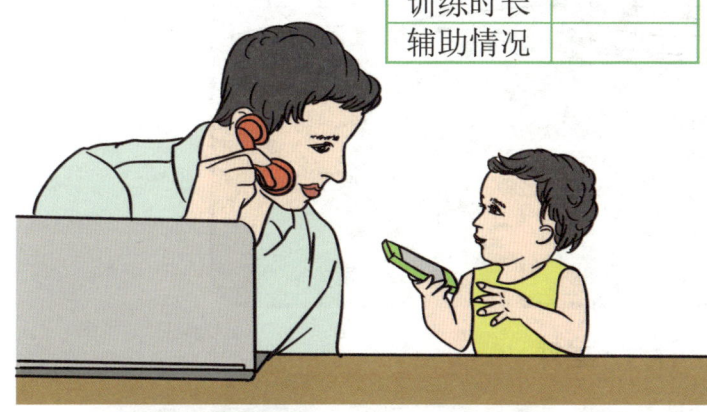

示例 2
小明，看我（教师与小明相距 2 米）。

小档案	
训练时长	
辅助情况	

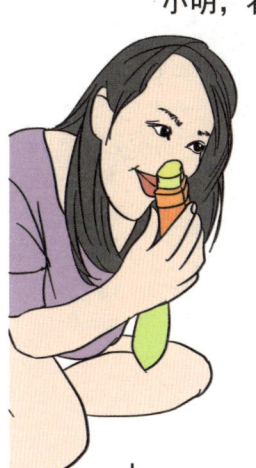 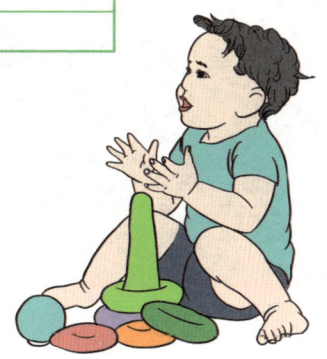

2 米

示例 3
小明，看我（小明正在玩玩具）。

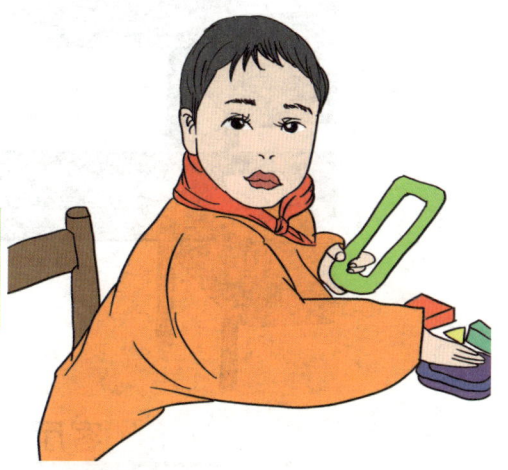

小档案	
训练时长	
辅助情况	

示例 4
小明，看我（泛化到室外）。

小档案	
训练时长	
辅助情况	

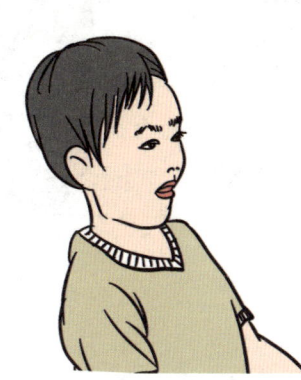 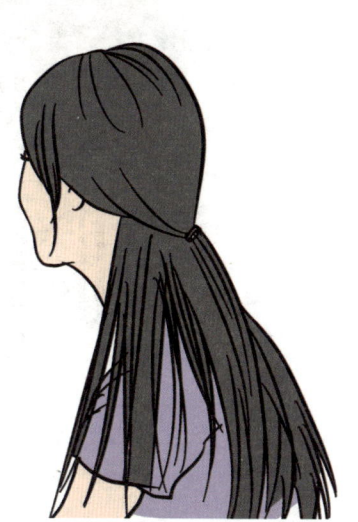

泛化到教室

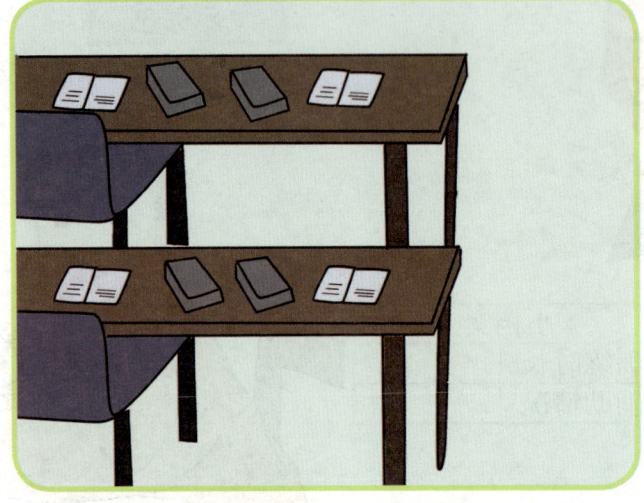

泛化到游乐场

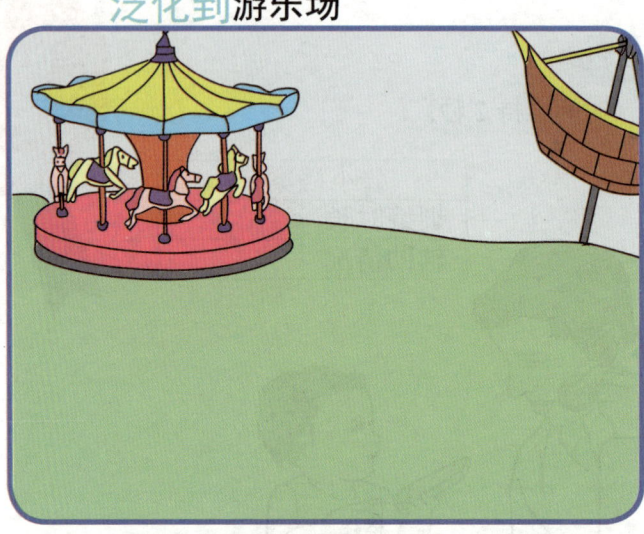

泛化到客厅

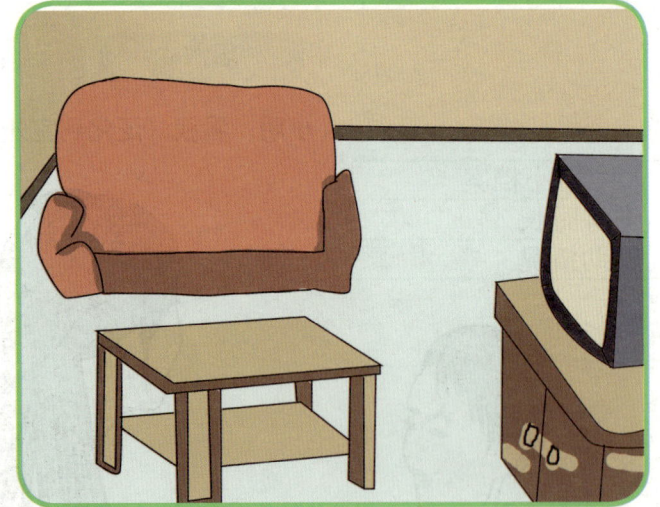

泛化到室外

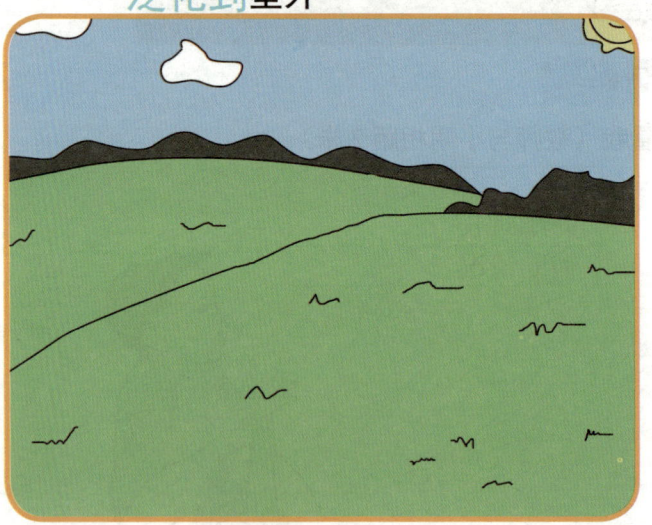

第三章 情绪与行为管理基础训练项目

04 视觉跟踪

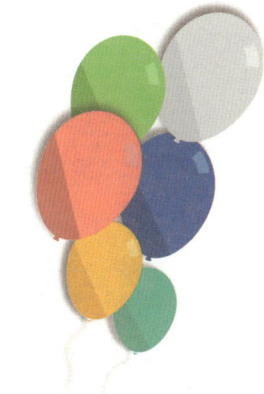

通过该技能的训练，患者应该能达到这样一种水平，即：向患者呈现一个他喜欢或不太喜欢的物品，并说"看"，然后移动物品到不同的位置。患者能在10秒内不间断地追踪物品的去向。如果患者在追踪物品时不能持续，那么就使用一个能吸引他注意力的强化物，比如可点亮玩具、有声音的玩具或颜色鲜艳的玩具等。

扫描二维码，打印本技能训练配套表格

情绪和行为管理训练实务

教学材料

苹果 apple

菠萝 pineapple

柠檬 lemon

甜椒 sweet pepper

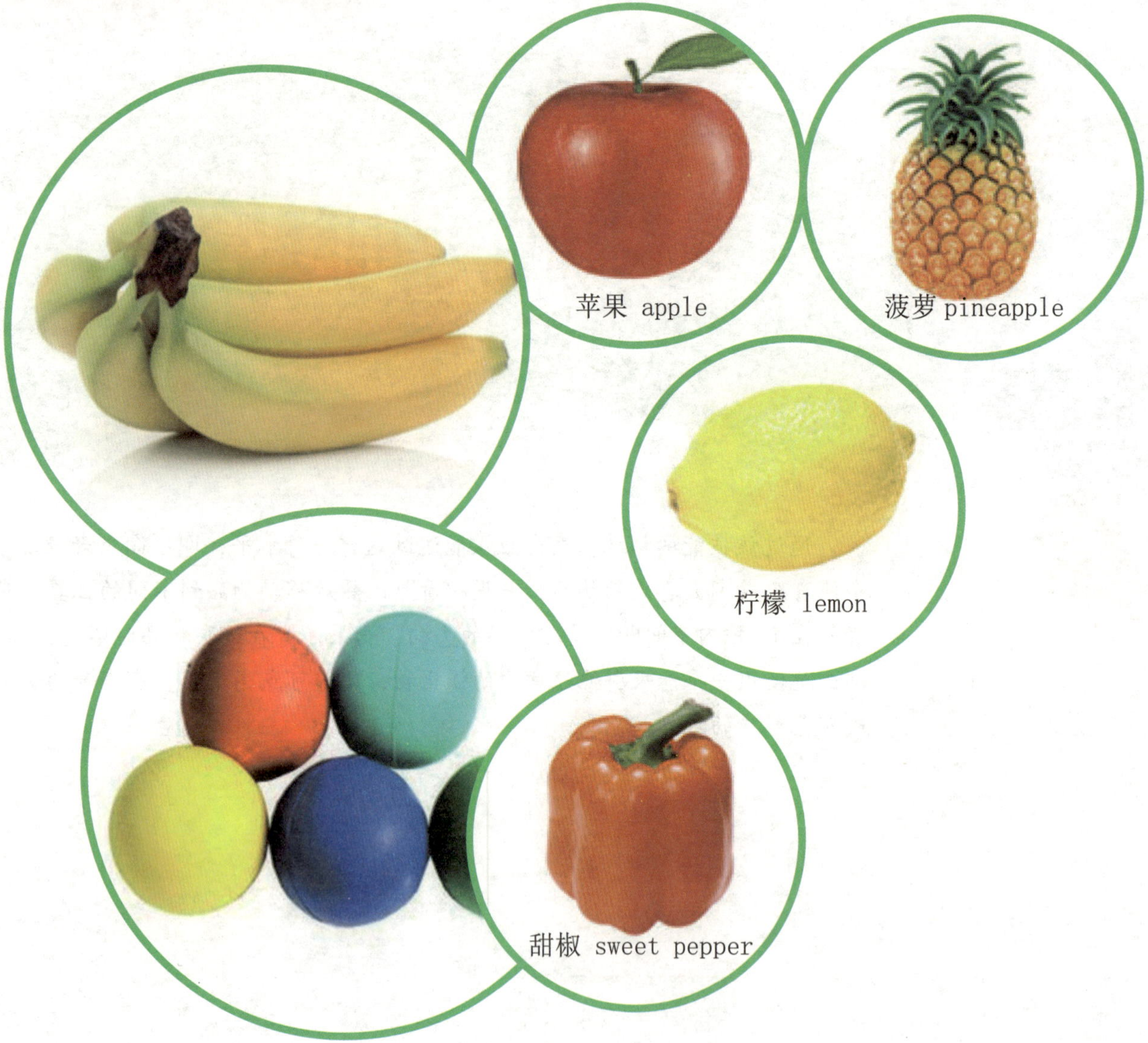

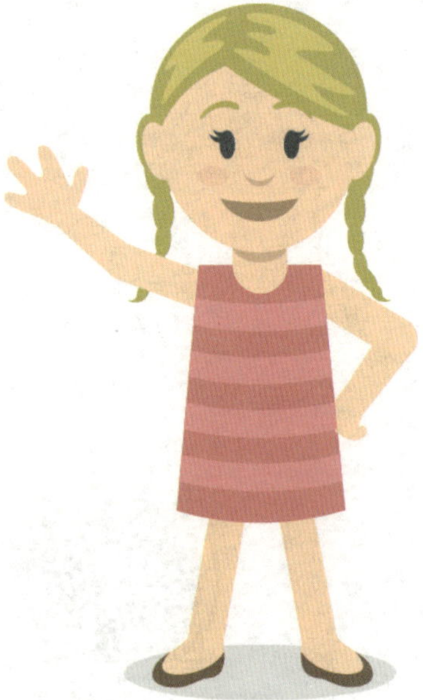

第三章 情绪与行为管理基础训练项目

小档案	
训练时长	
辅助情况	

训练方法示例

小档案	
训练时长	
辅助情况	

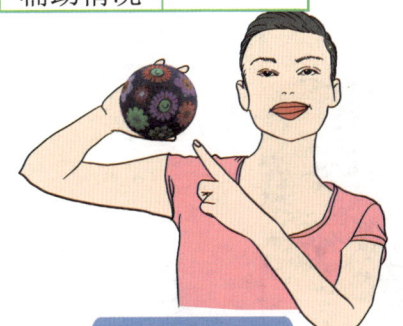

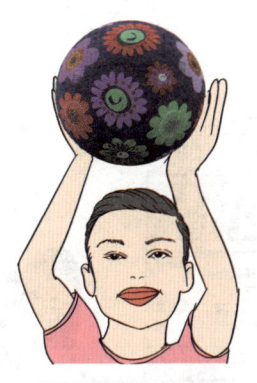

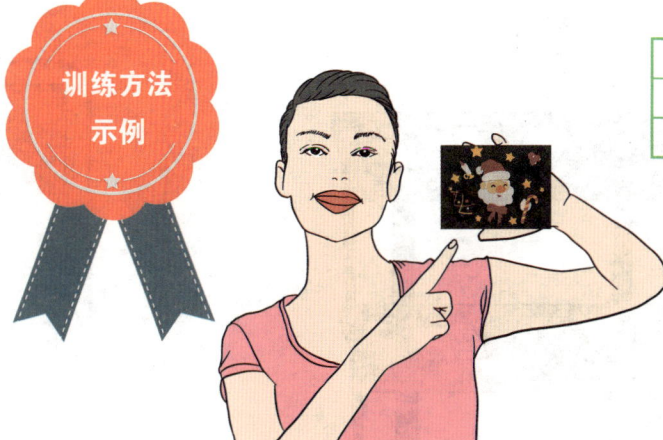

示例 4
　　当把卡片（患者不喜欢的物品）拿到右边时，患者会看卡片 3 秒钟。

示例 1
　　当把皮球（患者喜欢的物品）拿到左边时，患者会看物品 3 秒钟。

示例 2
　　当把皮球（患者喜欢的物品）上举时，患者会看物品 3 秒钟。

小档案	
训练时长	
辅助情况	

小档案	
训练时长	
辅助情况	

示例 3
　　在 10 秒内移动皮球到 4 个不同方位，这个过程中患者将一直追踪皮球的去向。

示例 5
　　当把卡片（患者不喜欢的物品）上举时，患者会看卡片 3 秒钟。

示例 6
　　在 10 秒内移动卡片到 6 个不同方位，这个过程中患者将一直追踪卡片的去向。

小档案	
训练时长	
辅助情况	

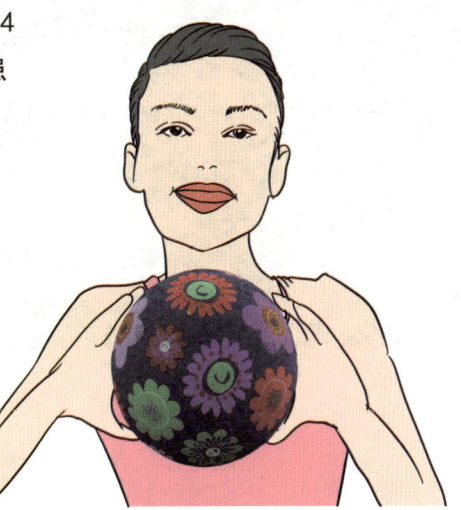

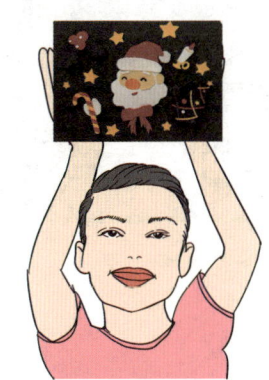

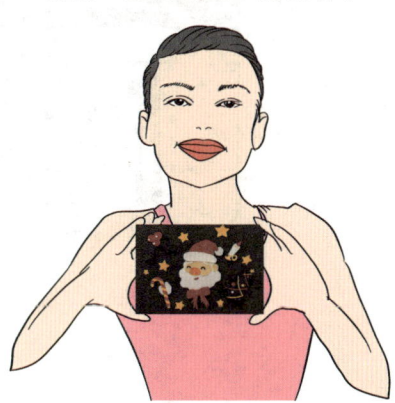

泛化到教室

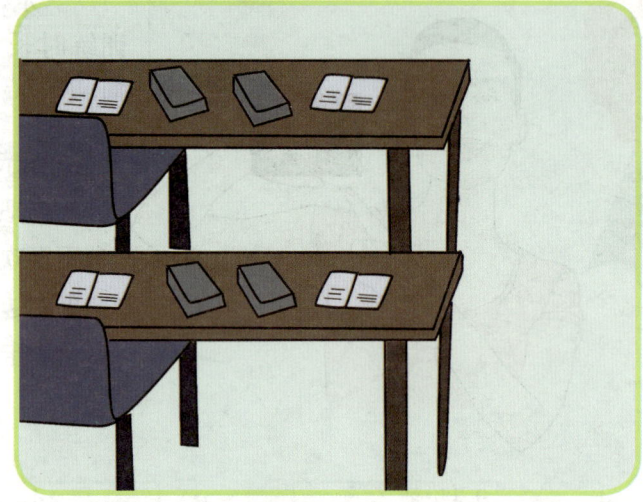

泛化到卧室

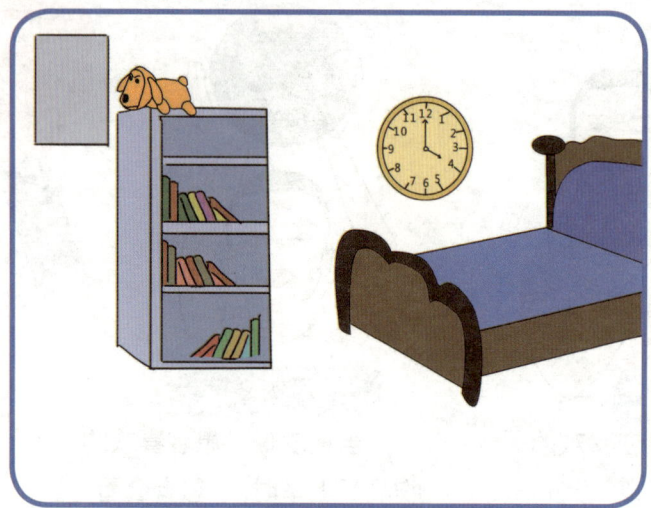

泛化到客厅

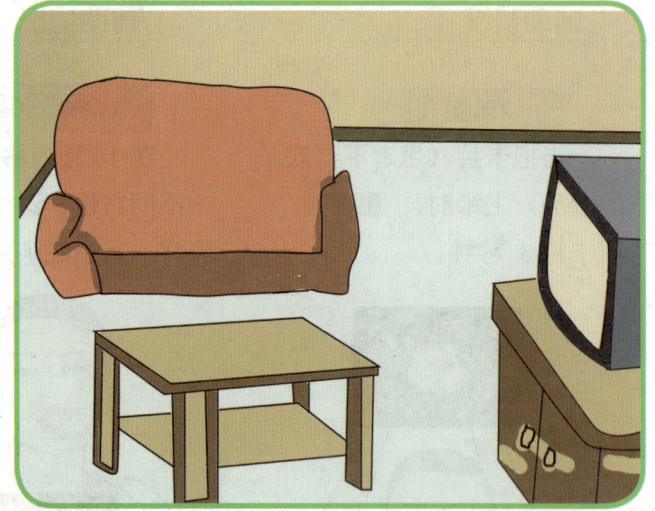

泛化到室外

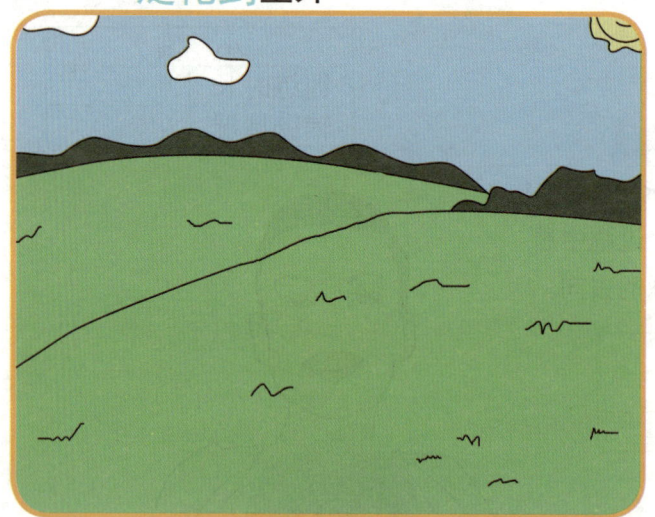

05 蹲下－起立

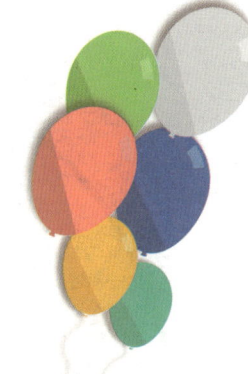

该技能的训练目的是，提高患者身体的协调性，并独立完成蹲下—起立的动作。通过该技能的训练，患者应该能达到这样一种水平，即：对患者说"蹲下"时，患者可以蹲下；对患者说"起立"时，患者可以起立。并逐渐泛化为可以捡拾地上的物品。

情绪和行为管理训练实务

教学材料

小档案	
训练时长	
辅助情况	

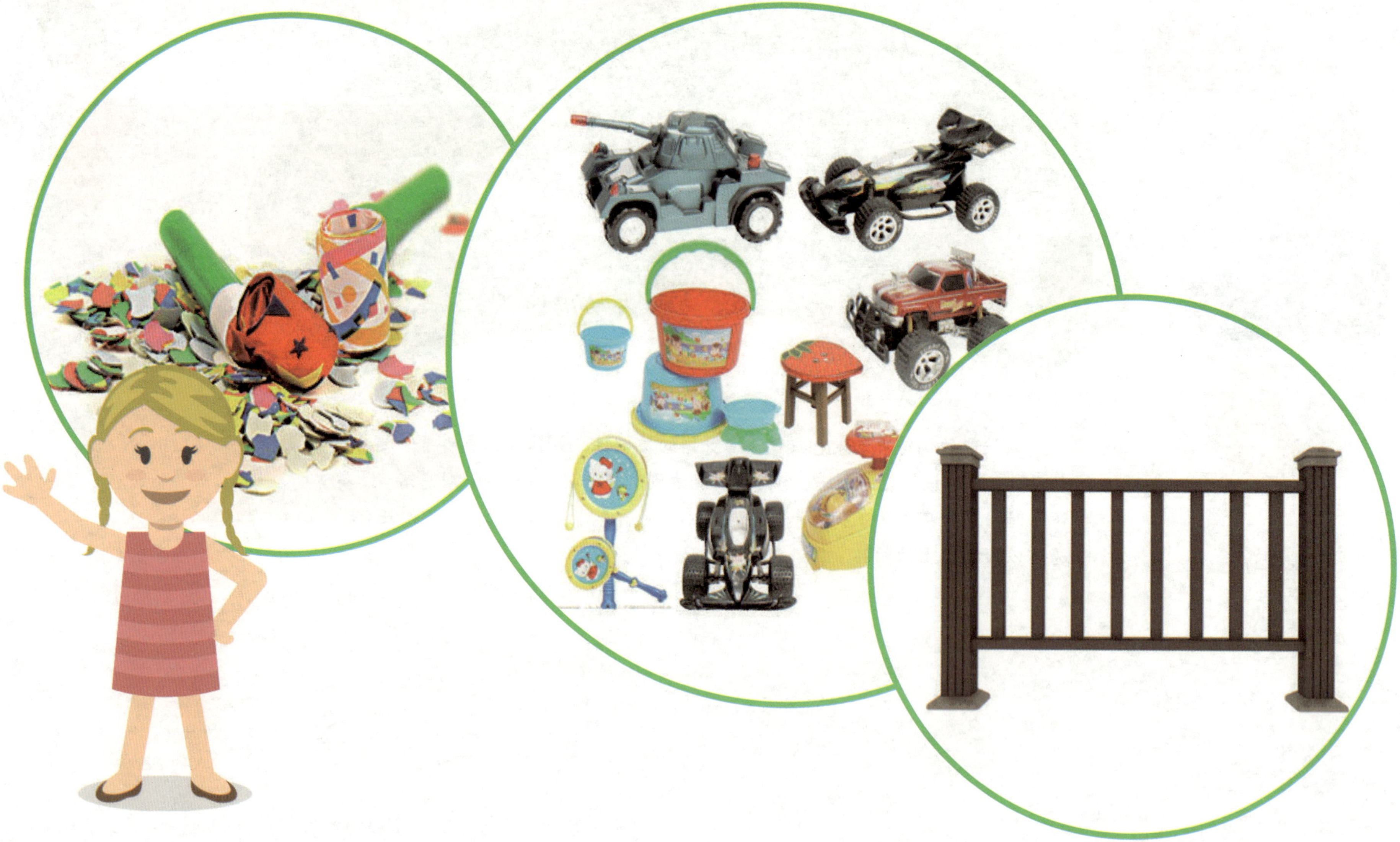

第三章 情绪与行为管理基础训练项目

训练流程

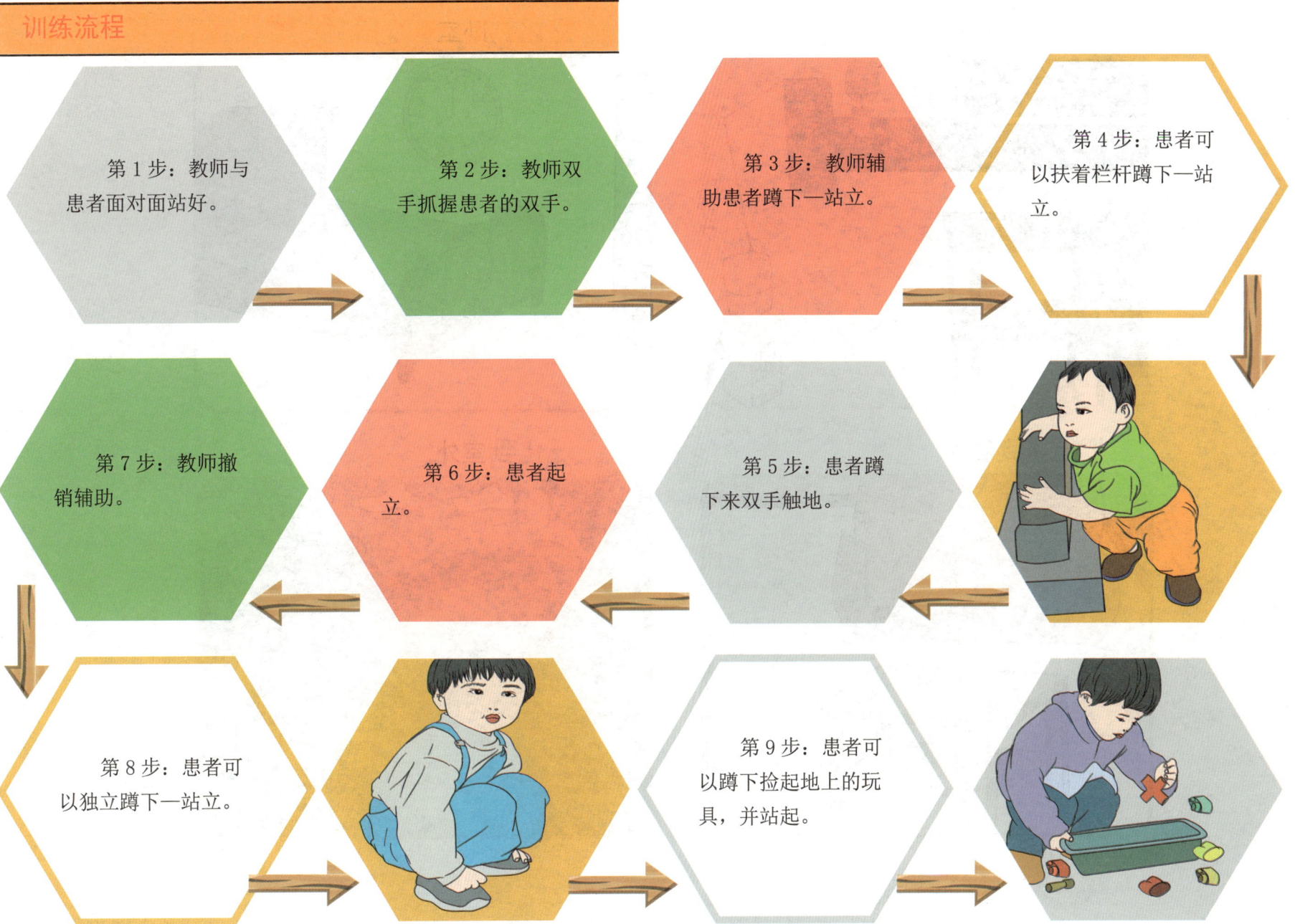

第1步：教师与患者面对面站好。

第2步：教师双手抓握患者的双手。

第3步：教师辅助患者蹲下—站立。

第4步：患者可以扶着栏杆蹲下—站立。

第5步：患者蹲下来双手触地。

第6步：患者起立。

第7步：教师撤销辅助。

第8步：患者可以独立蹲下—站立。

第9步：患者可以蹲下捡起地上的玩具，并站起。

泛化到教室

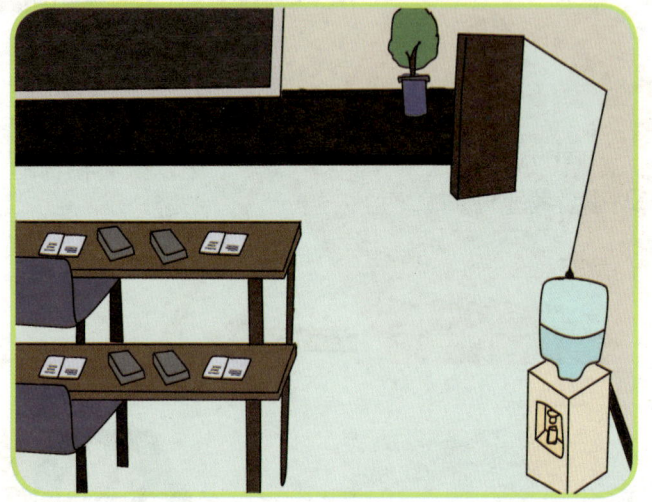

泛化到卧室

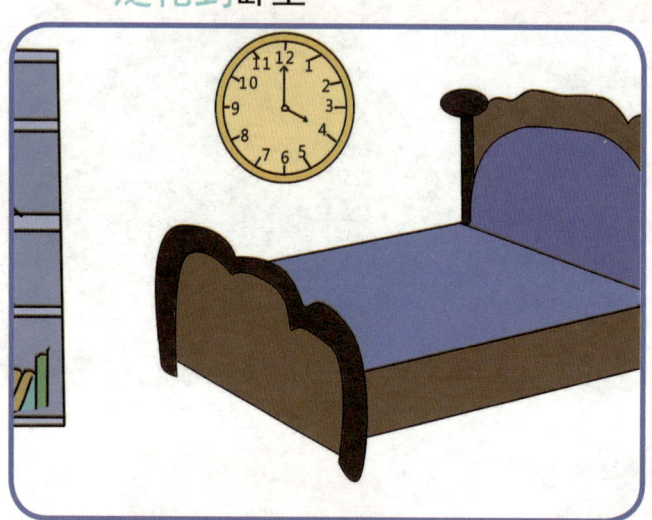

泛化到客厅

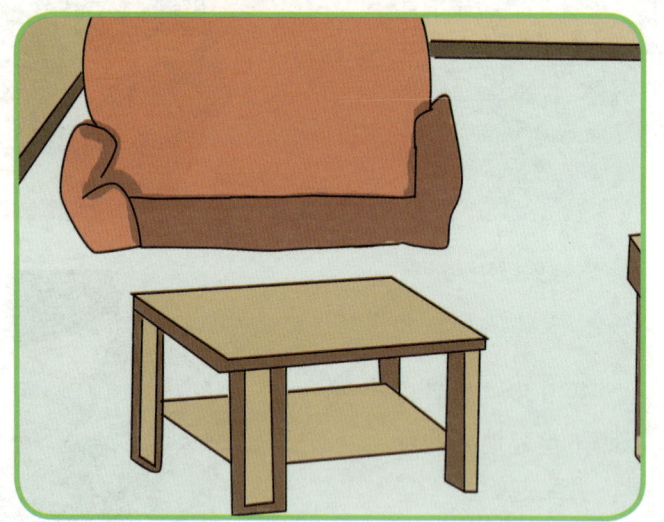

泛化到室外

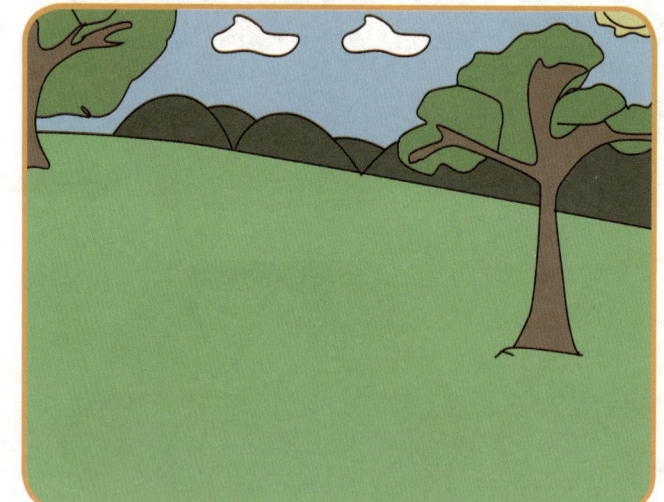

06 上、下台阶

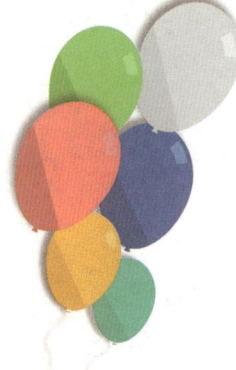

该技能的训练目的是,提高患者身体的平衡性,以及控制自己身体的能力。通过该技能的训练,患者应该能达到这样一种水平,即:对患者说"上/下台阶"时,患者独立完成上下台阶。教师撤销辅助后,患者可扶着楼梯栏杆进行,然后再过渡到独立上下台阶。训练过程中要注意安全。

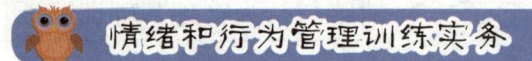

教学材料

小档案	
训练时长	
辅助情况	

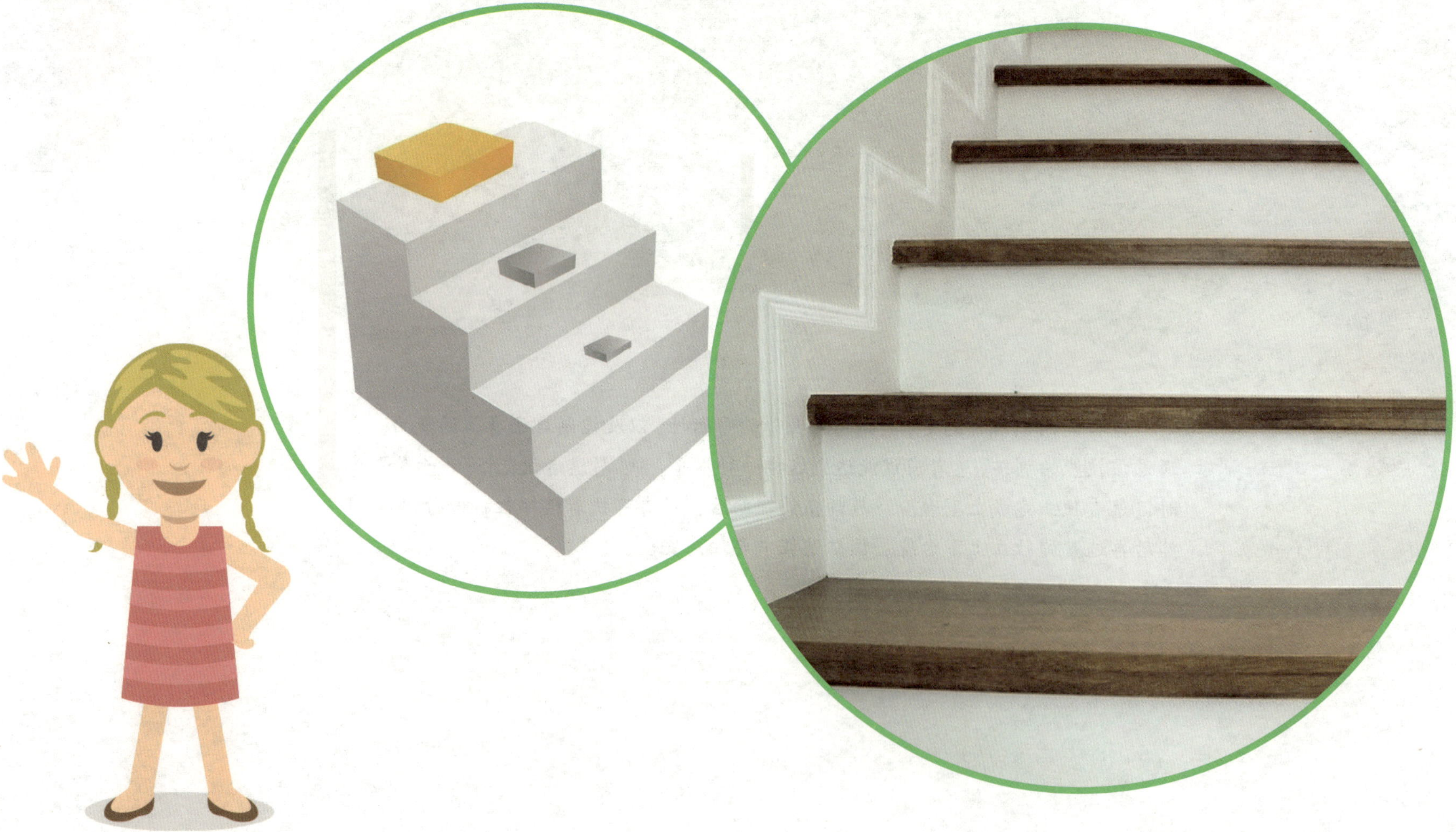

第三章 情绪与行为管理基础训练项目

训练流程

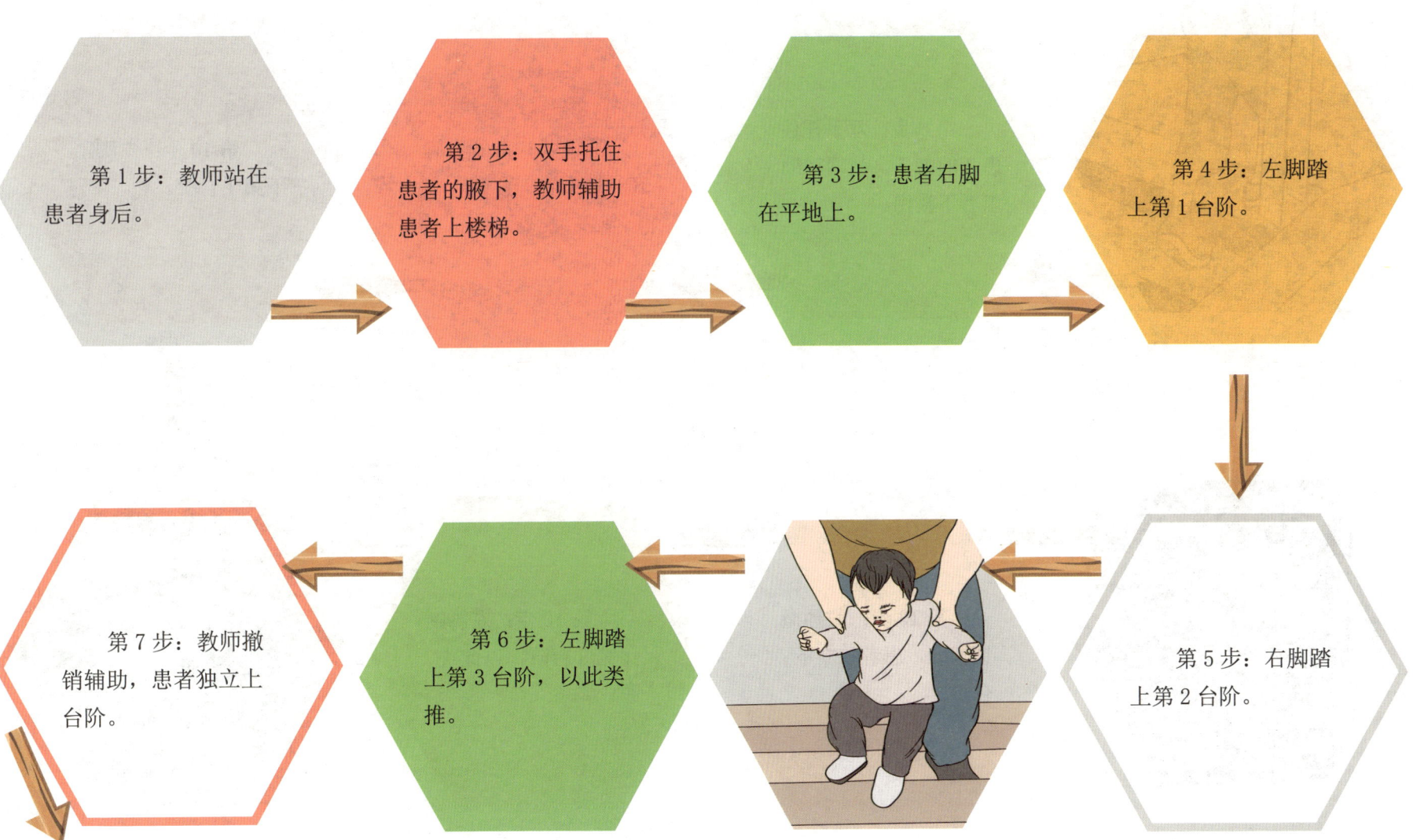

第1步：教师站在患者身后。

第2步：双手托住患者的腋下，教师辅助患者上楼梯。

第3步：患者右脚在平地上。

第4步：左脚踏上第1台阶。

第5步：右脚踏上第2台阶。

第6步：左脚踏上第3台阶，以此类推。

第7步：教师撤销辅助，患者独立上台阶。

情绪和行为管理训练实务

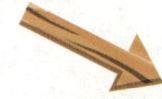

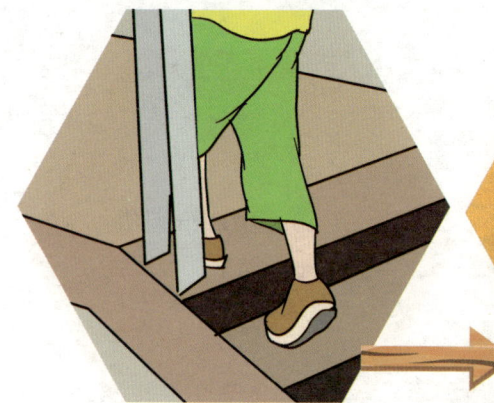

第8步：双手托住患者的腋下，教师辅助患者下楼梯。

第9步：患者右脚在平地上。

第10步：左脚踏下第1台阶。

第11步：右脚踏下第2台阶。

第12步：左脚踏下第3台阶，以此类推。

第13步：教师撤销辅助，患者独立下台阶。

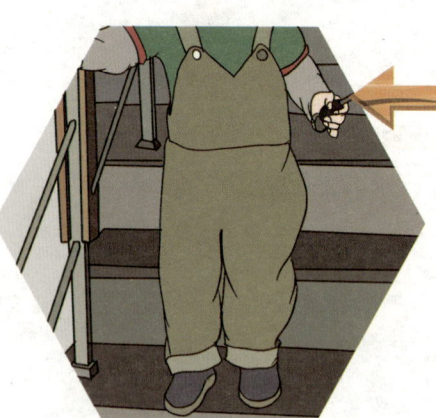

第三章 情绪与行为管理基础训练项目

泛化到学校

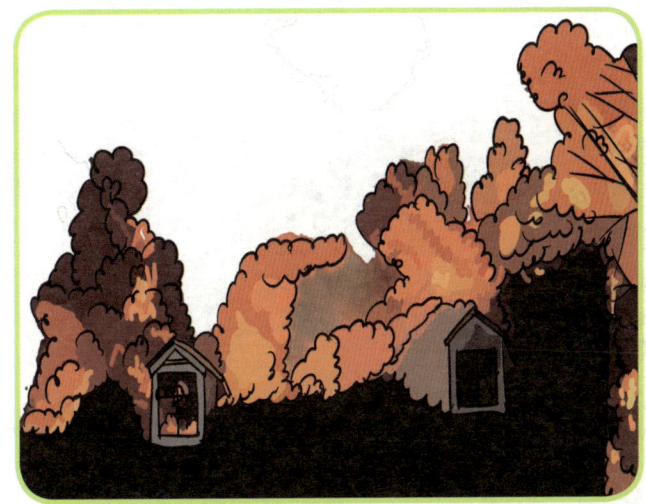

泛化到商场

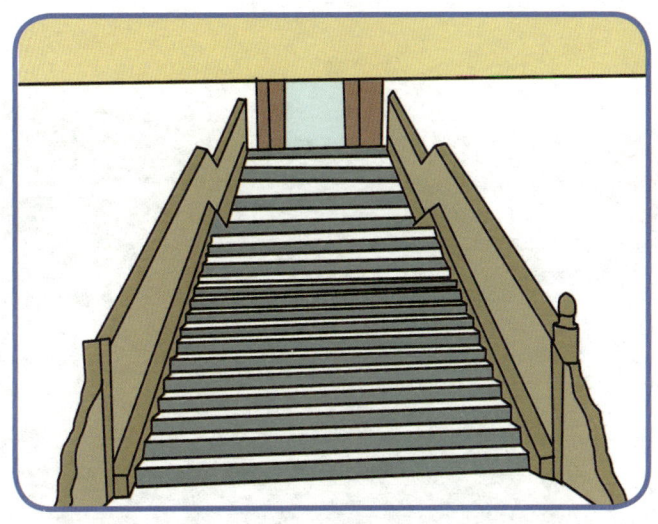

泛化到客厅

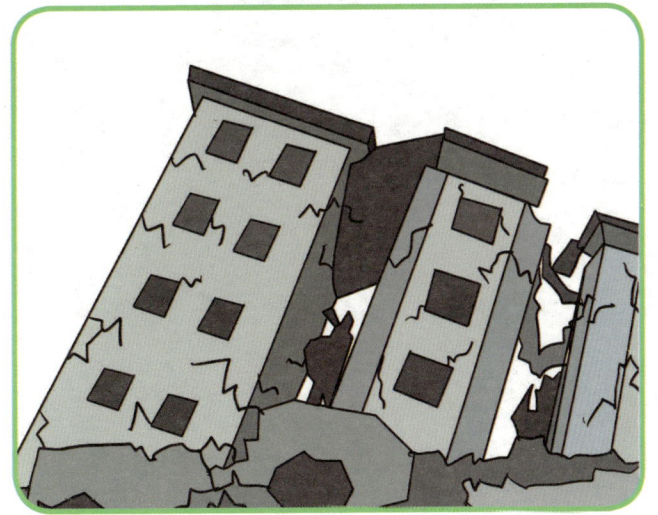

泛化到户外

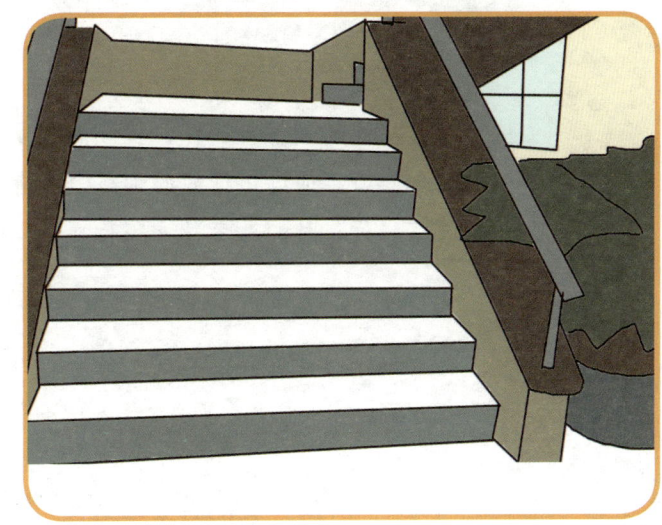

情绪和行为管理训练实务

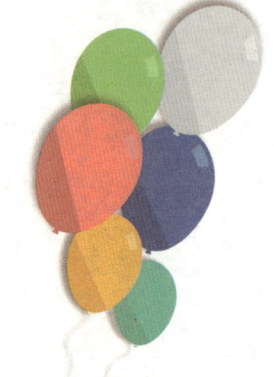

07 爬行

该技能的训练目的是,提高患者身体的协调性,以及手、腿、脚和躯干的配合能力。通过该技能的训练,患者应该能达到这样一种水平,即:对患者说"爬行"时,患者独立爬行。

第三章
情绪与行为管理基础训练项目

教学材料

小档案	
训练时长	
辅助情况	

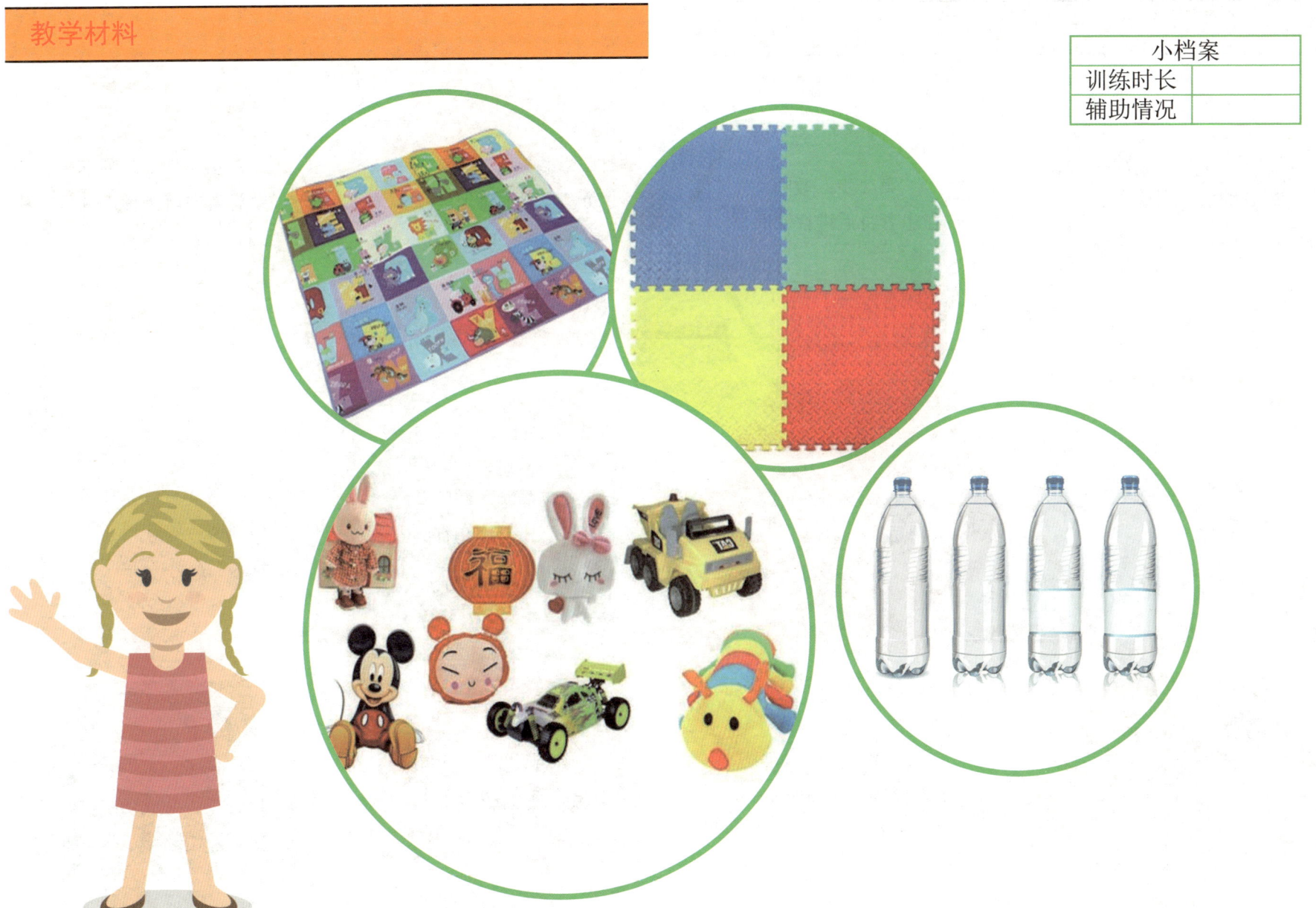

训练流程

第1步：教师在患者的前方摆放患者喜爱的物品。

→ 第2步：教师站在患者身后进行辅助。

→ 第3步：患者辅助患者双手着地，膝盖着地。

→ 第4步：教师辅助患者向前爬行，直到患者够到物品。

→ 第5步：教师撤销辅助，患者独立爬行。

← 第6步：当患者爬向物品时，教师移动物品，增加爬行距离。

← 第7步：教师撤销物品。

← 第8步：患者听指令爬行。

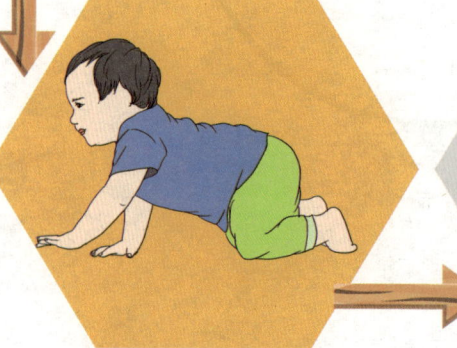

→ 第9步：教师在地上摆放障碍物（如矿泉水瓶）。

→ 第10步：教师引导患者绕过障碍物爬行。

→ 第11步：患者独自爬行，并成功绕过所有障碍物。

泛化到教室

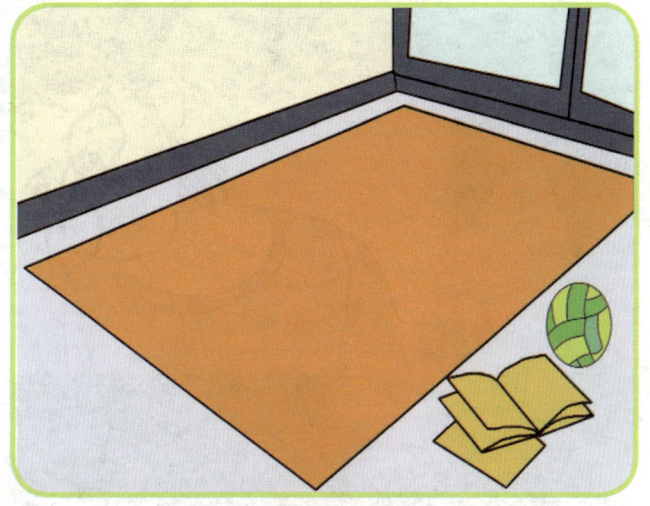

泛化到卧室

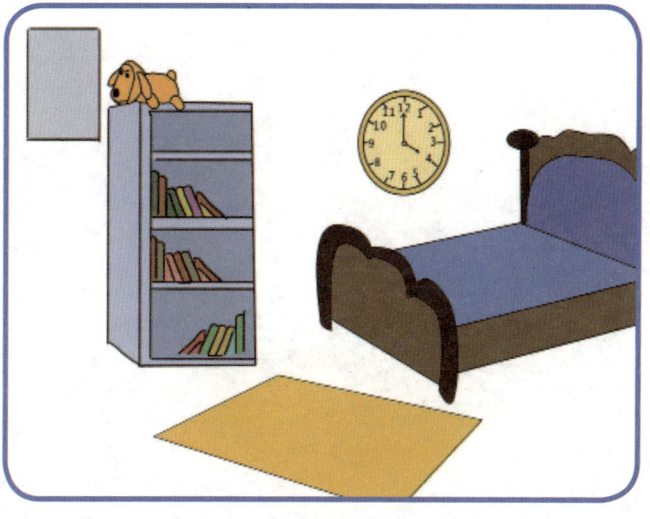

泛化到客厅

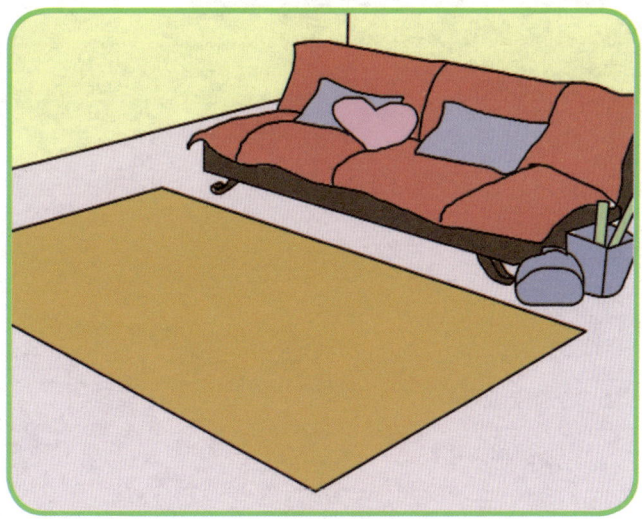

泛化到草坪

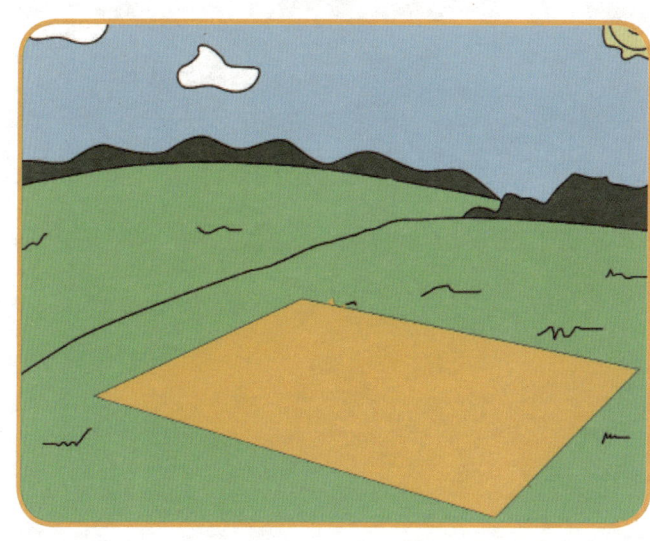

第四章

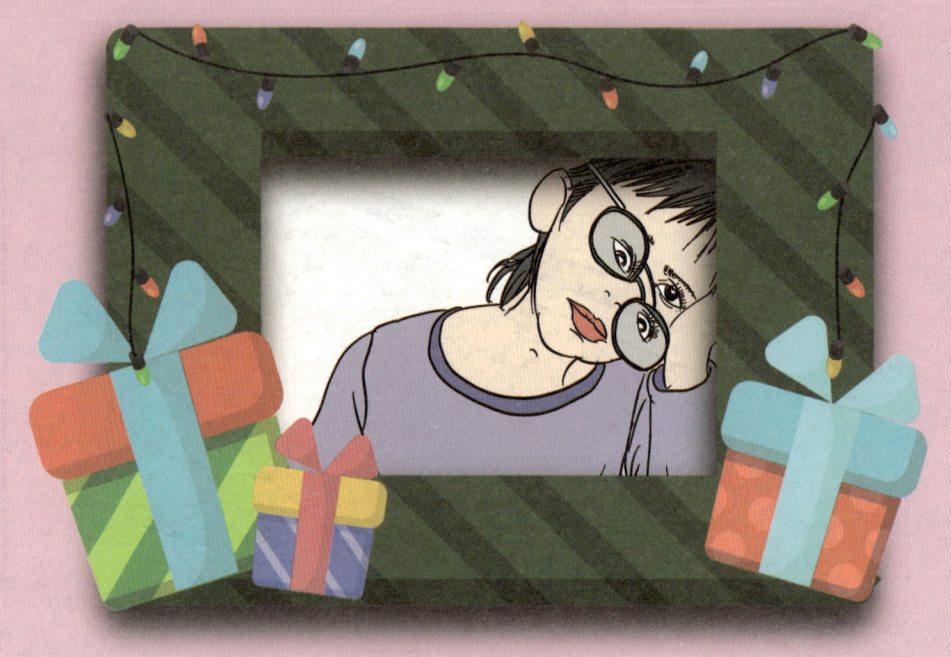

情绪与行为管理初级训练项目

第四章
情绪与行为管理初级训练项目

01 就餐时正确就座

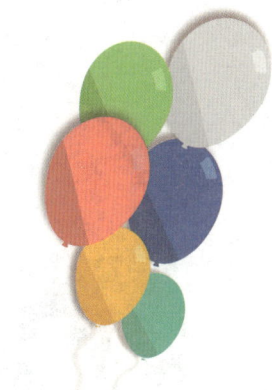

该技能的训练目的是，患者能够在用餐时礼貌就坐。通过该技能的训练，患者应该能达到这样一种水平，即：在就餐时对患者说"好好坐着"，患者能够坐定（待在座位上，脚不动）。需要注意的是，在进行此项训练前，要确保患者已经掌握"好好坐着"的技能，并且就餐时应当提供患者喜欢的食物。该技能训练的目的在于教导孩子在就餐时间恰当就座，而不是调整饮食。该技能选用了逆向连锁教学法，即整个教学过程是从后往前进行，直到患者能独立掌握所有步骤。

扫描二维码，打印本技能训练配套表格

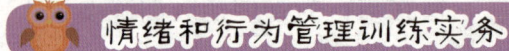

教学材料

小档案	
训练时长	
辅助情况	

第四章
情绪与行为管理初级训练项目

教学材料

逆向链接训练

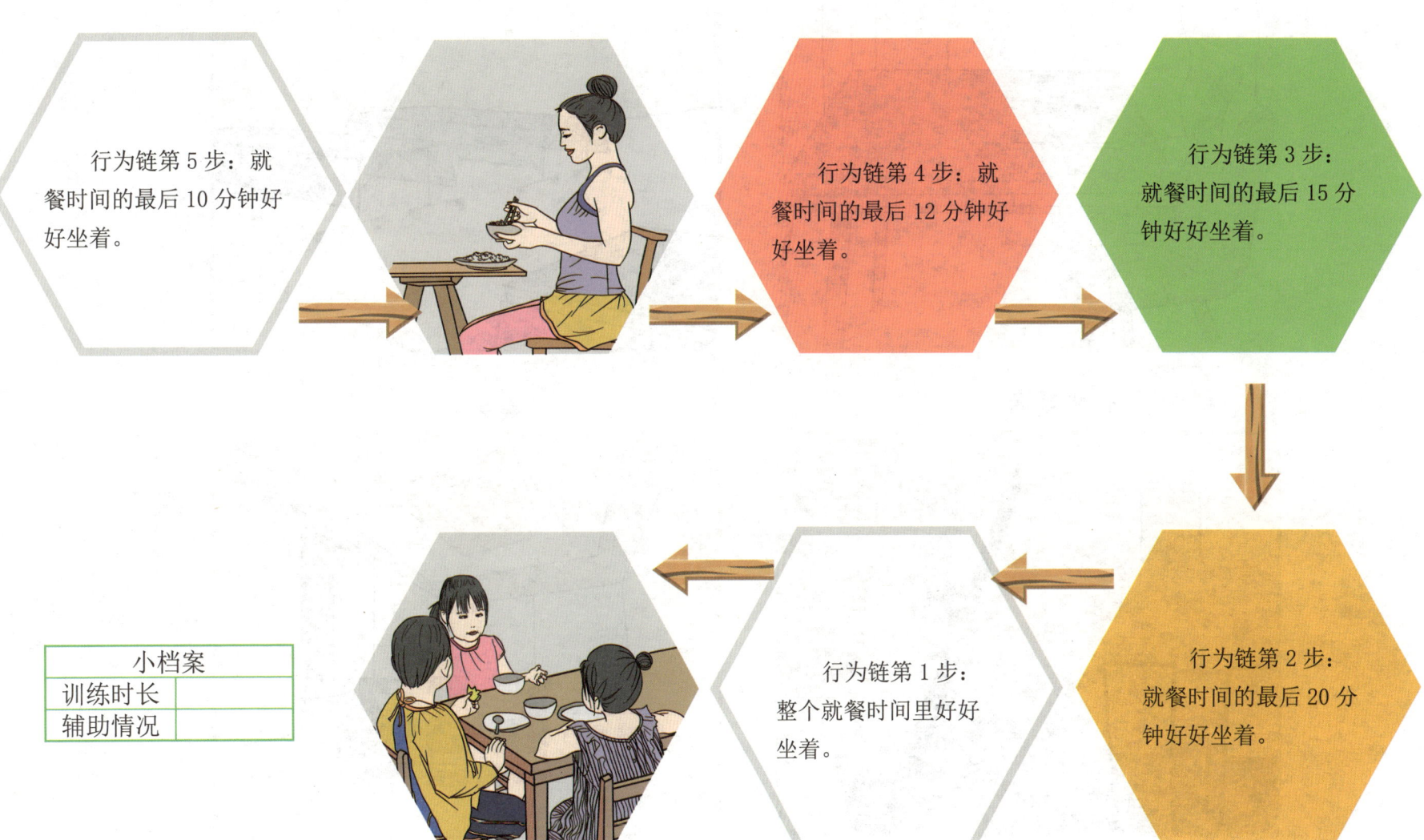

- 行为链第5步：就餐时间的最后10分钟好好坐着。
- 行为链第4步：就餐时间的最后12分钟好好坐着。
- 行为链第3步：就餐时间的最后15分钟好好坐着。
- 行为链第2步：就餐时间的最后20分钟好好坐着。
- 行为链第1步：整个就餐时间里好好坐着。

小档案	
训练时长	
辅助情况	

泛化到餐厅

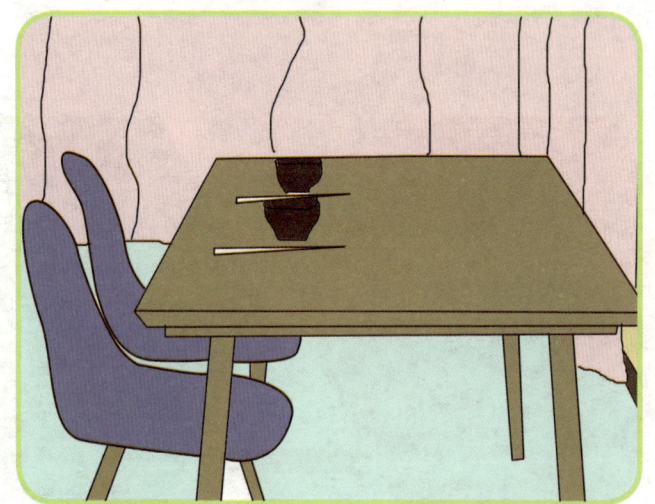

泛化到食堂

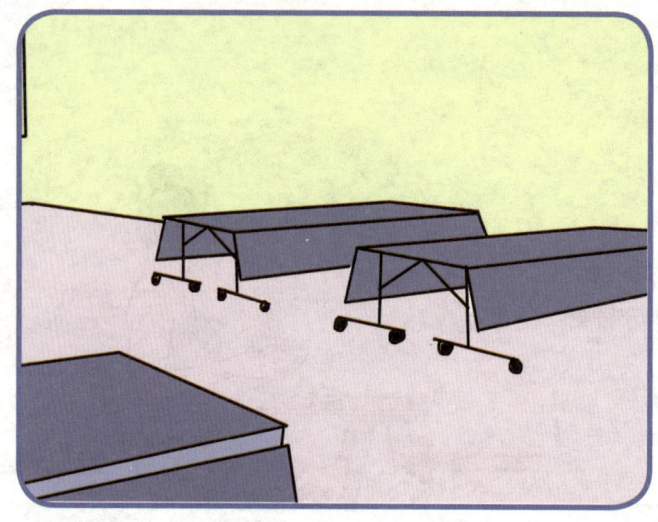

泛化到快餐店

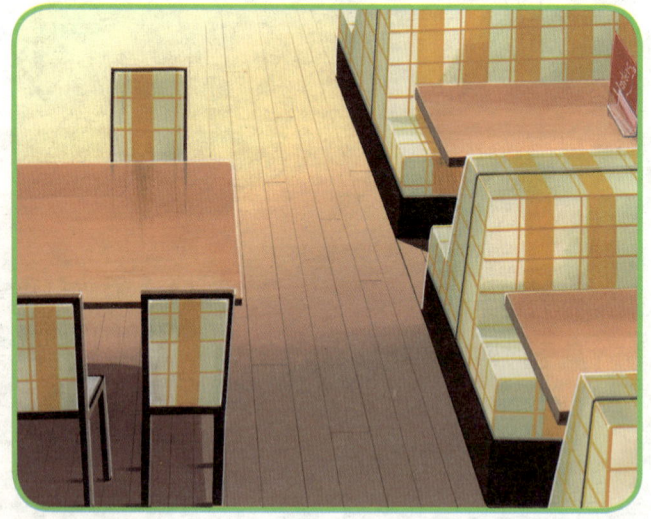

泛化到宴会

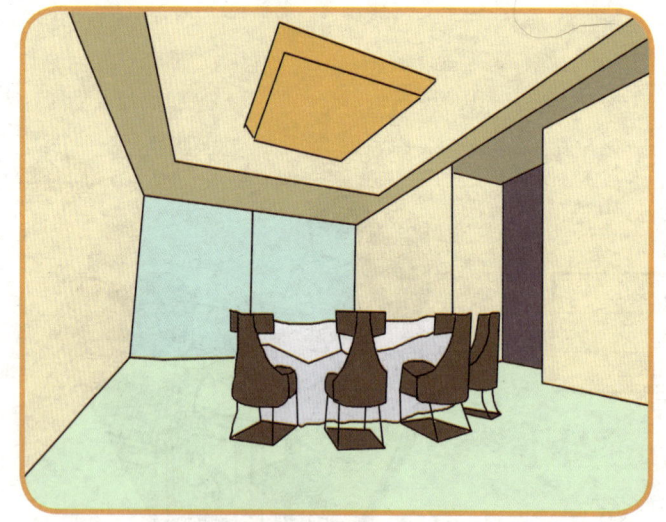

02 集体活动时恰当就座

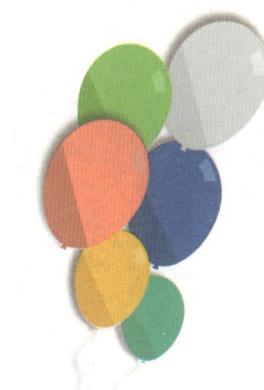

该技能的训练目的是，患者可以在集体活动时恰当就座。通过该技能的训练，患者应该能达到这样一种水平，即：当对患者说"好好坐着"，患者能够坐着身体不乱动（手放在桌上或腿上，脚不动），嘴安静不动。需要注意的是，在训练过程中对"手不动"这个行为要有相同的标准。那他们的手是应该放在桌子上，平放在腿上还是交叠放在大腿上？如果患者倾向于玩手，那么选择放在桌上或平放在腿上更好一些，因为这样会帮助减少患者玩手的行为。

扫描二维码，打印本技能训练配套表格

情绪和行为管理训练实务

教学材料

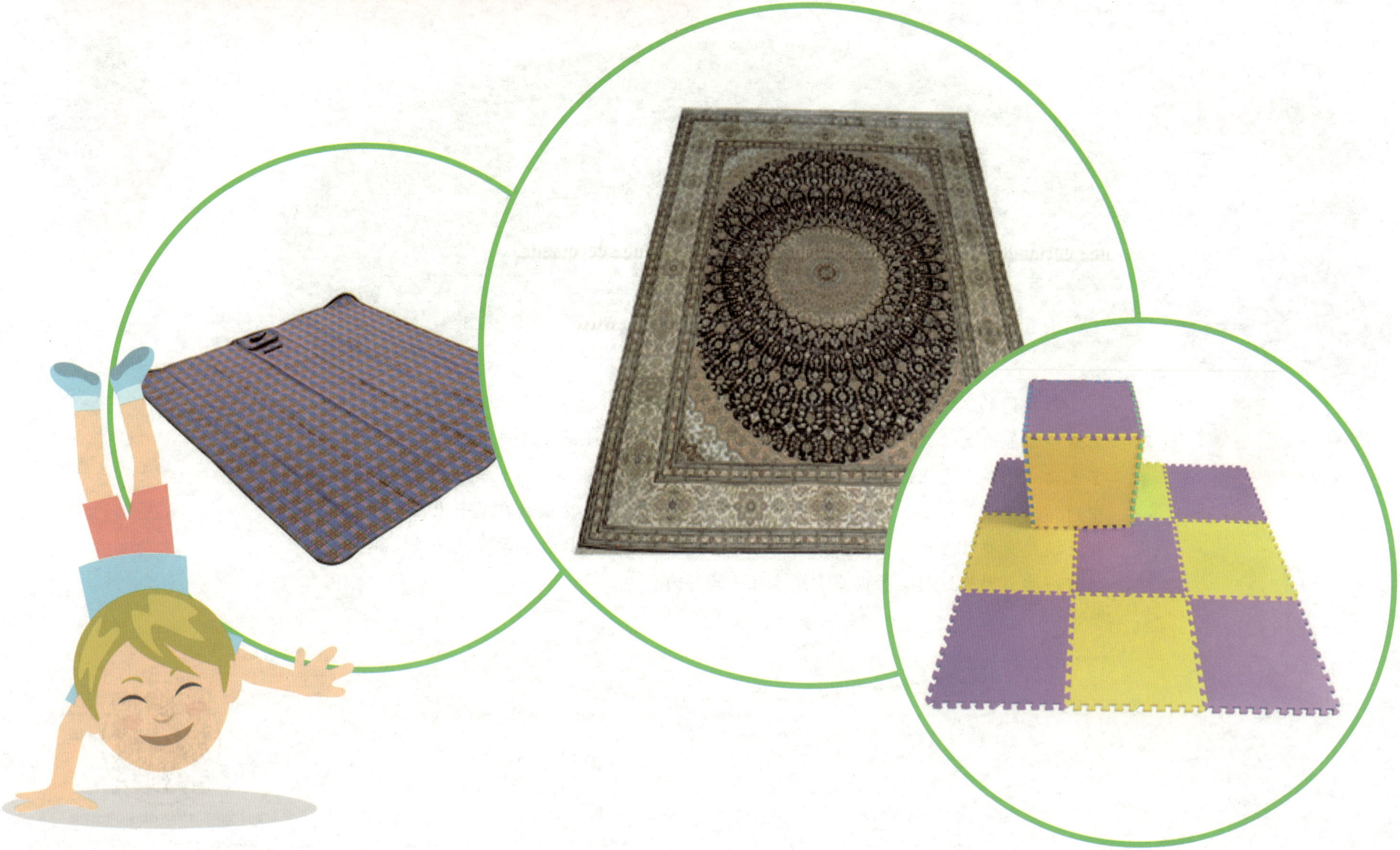

第四章
情绪与行为管理初级训练项目

训练方法示例

示例 1

上课时，好好坐着 1 分钟。

示例 2

室内游戏时，好好坐着 5 分钟。

小档案	
训练时长	
辅助情况	

小档案	
训练时长	
辅助情况	

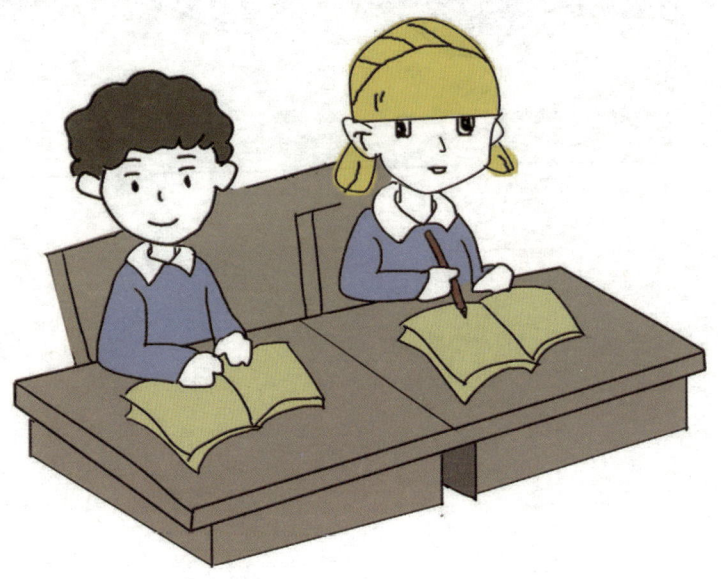

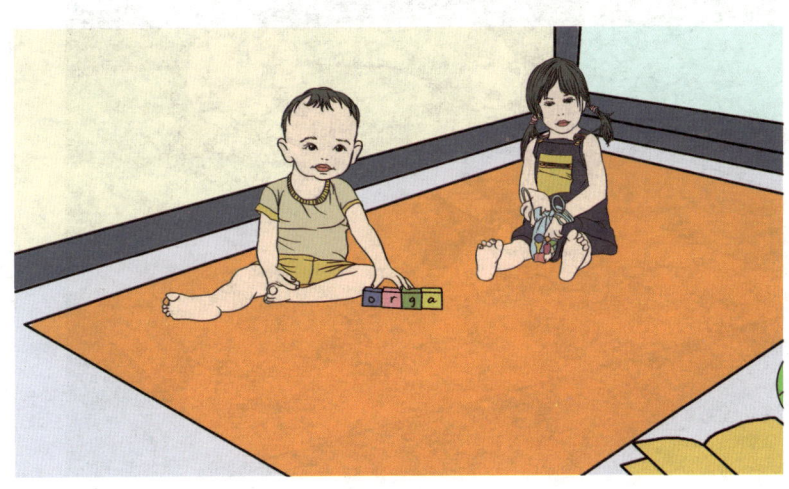

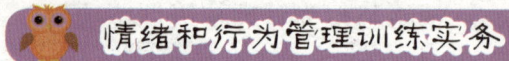 情绪和行为管理训练实务

训练方法示例

示例 3

室外游戏时，好好坐着 5 分钟。

小档案	
训练时长	
辅助情况	

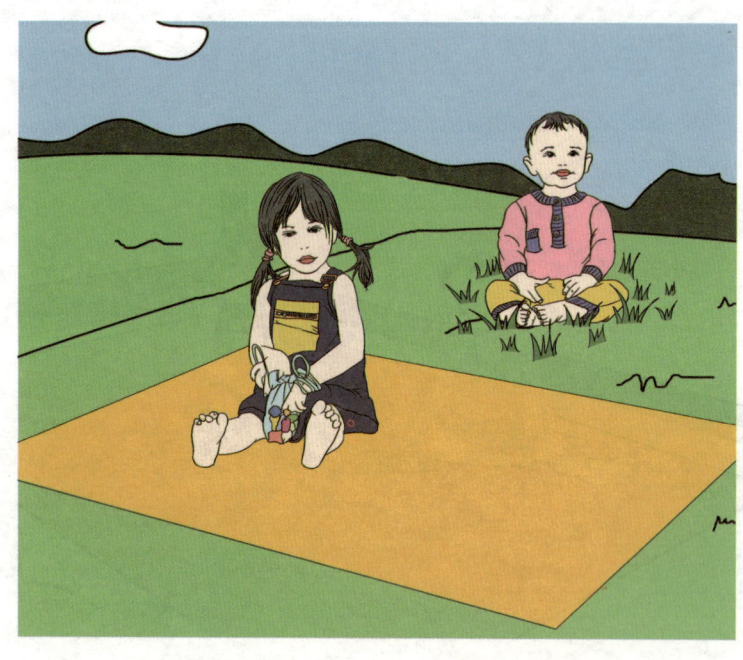

示例 4

室外游戏时，好好坐着 10 分钟。

小档案	
训练时长	
辅助情况	

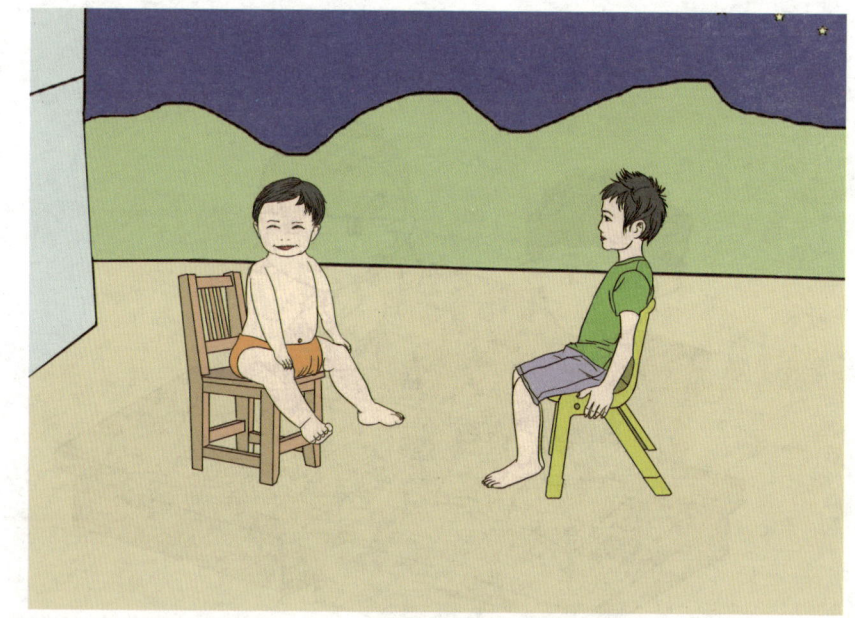

泛化到教室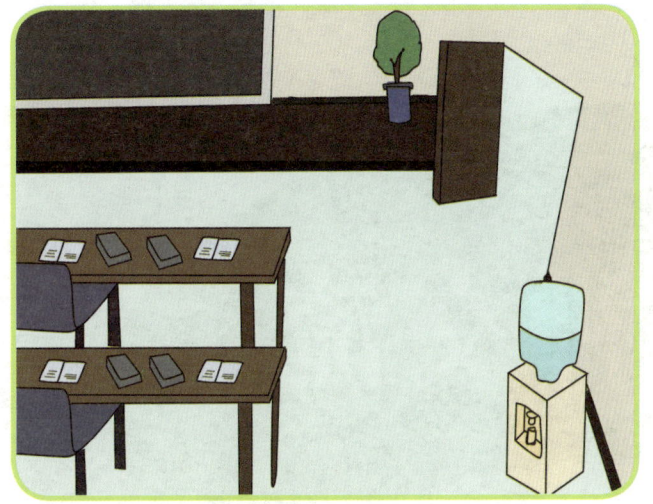

泛化到操场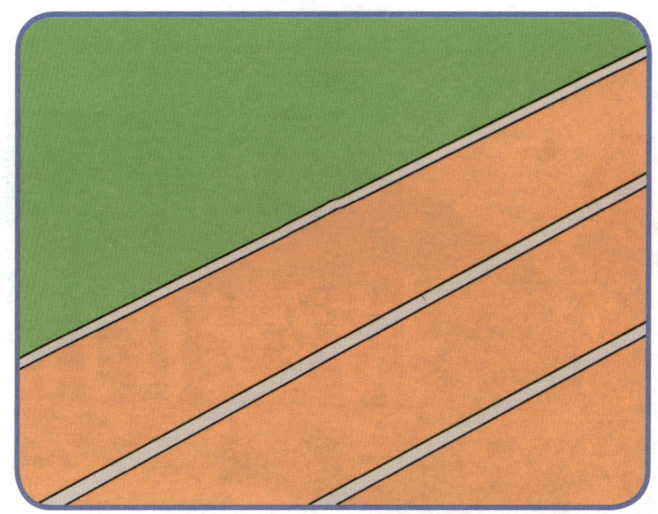

泛化到幼儿园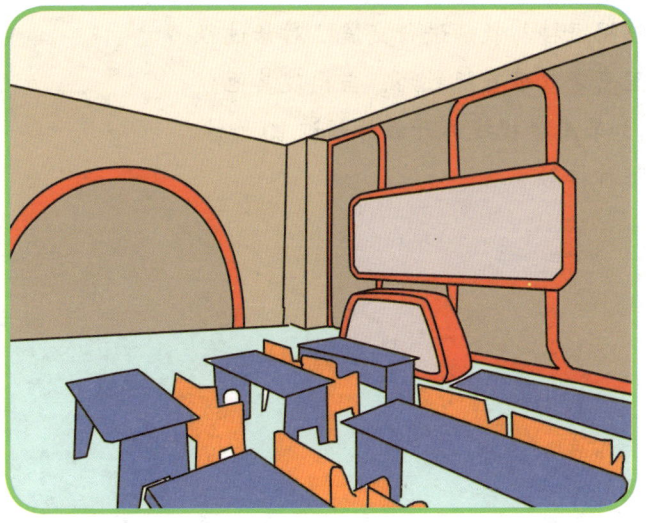

泛化到室外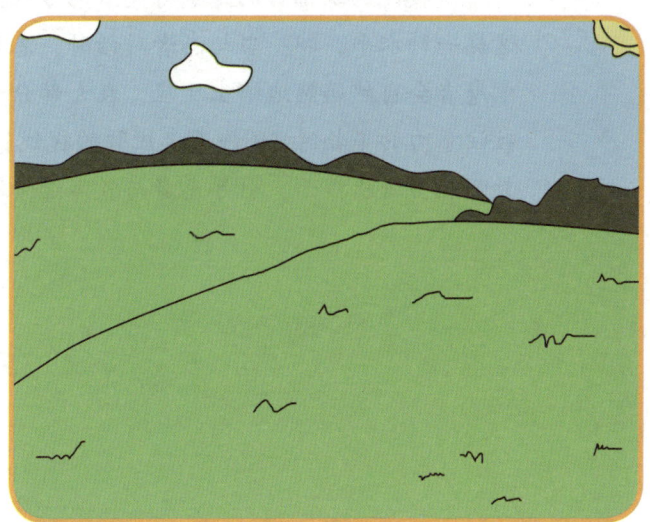

03 持续的眼神交流

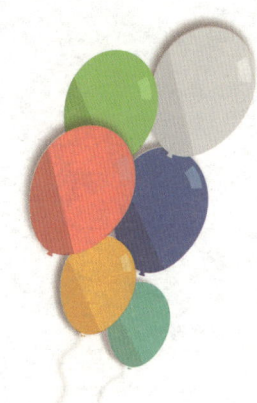

该技能的训练目的是训练患者的专注力。通过该技能的训练，患者应该能达到这样一种水平，即：当与患者对话时，患者能够用眼神与教师进行交流。对话过程中患者会自然而然地给出反应，在大部分时间里患者双眼直视教师，当出现其他分散注意力的事物时，允许患者短暂的视线转移。如果患者视线离开教师超过10秒钟，教师应当给出提示，引导患者与教师继续进行眼神接触。

扫描二维码，打印本技能训练配套表格

第四章
情绪与行为管理初级训练项目

教学材料

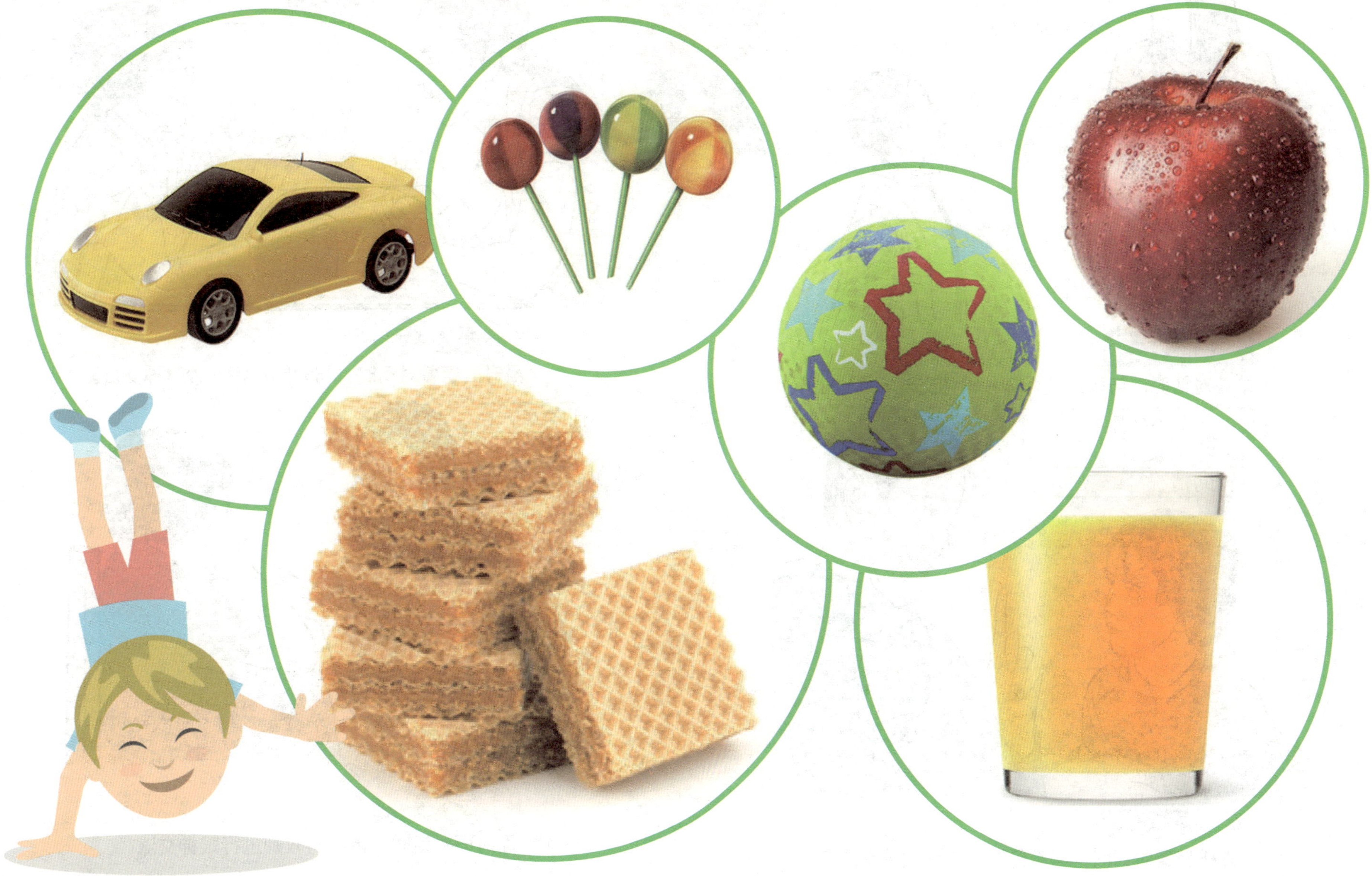

情绪和行为管理训练实务

训练方法示例

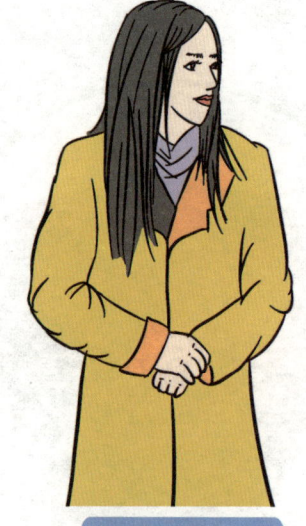

小档案
训练时长
辅助情况

示例 1

站着对话时,与教师进行 2 秒眼神交流。

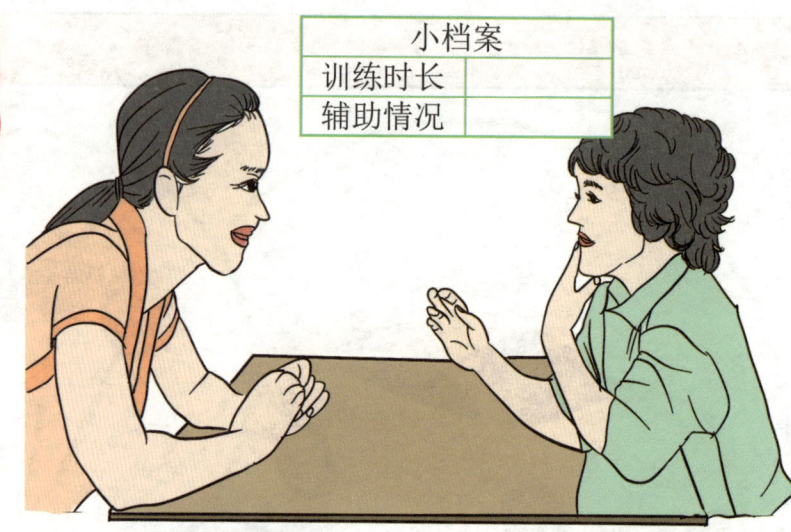

小档案
训练时长
辅助情况

示例 3

面对面坐着对话时,与教师进行 5 秒眼神交流。

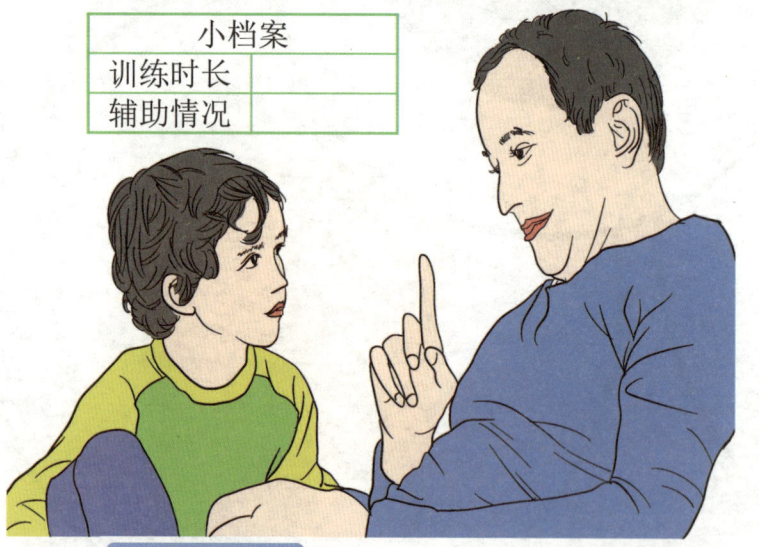

小档案
训练时长
辅助情况

示例 2

并排坐着对话时,与教师进行 2 秒眼神交流。

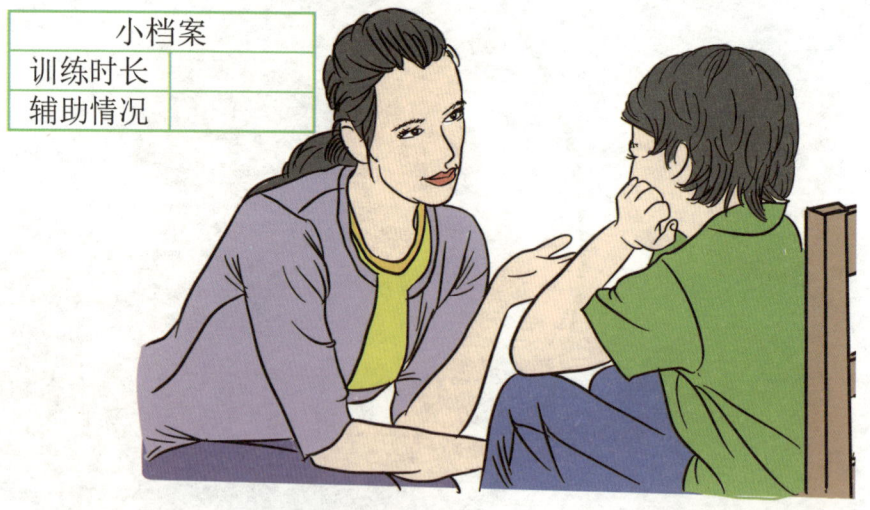

小档案
训练时长
辅助情况

示例 4

面对面对话时,始终与教师进行眼神交流。

第四章
情绪与行为管理初级训练项目

泛化到教室

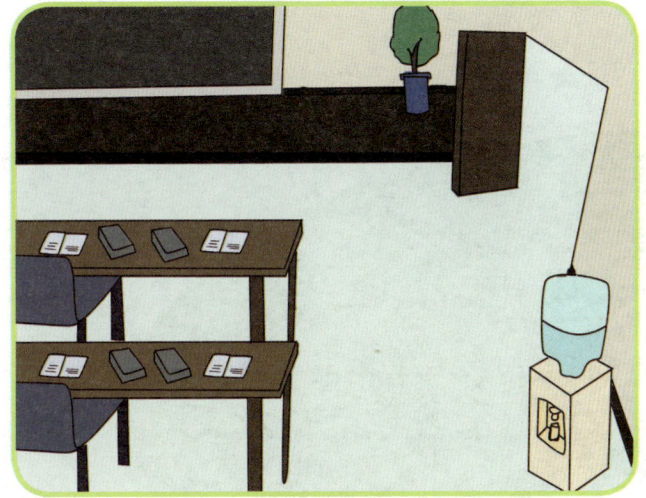

泛化到卧室

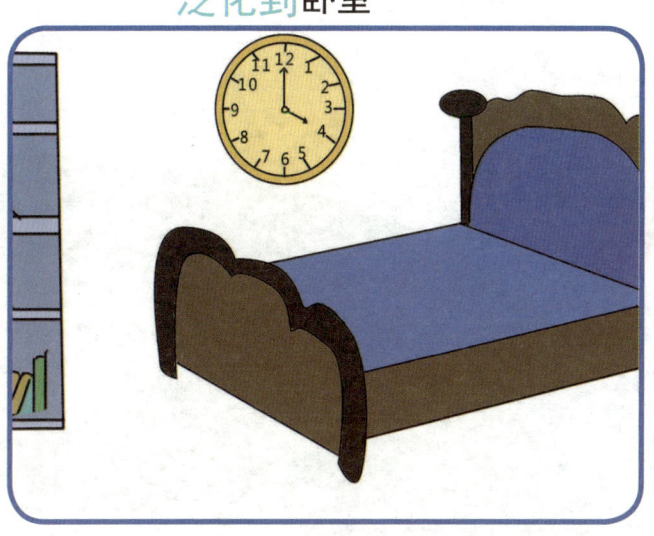

泛化到客厅

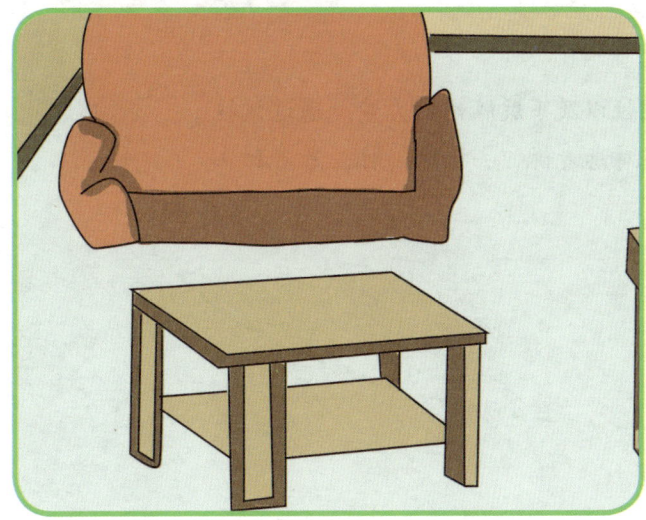

泛化到室外

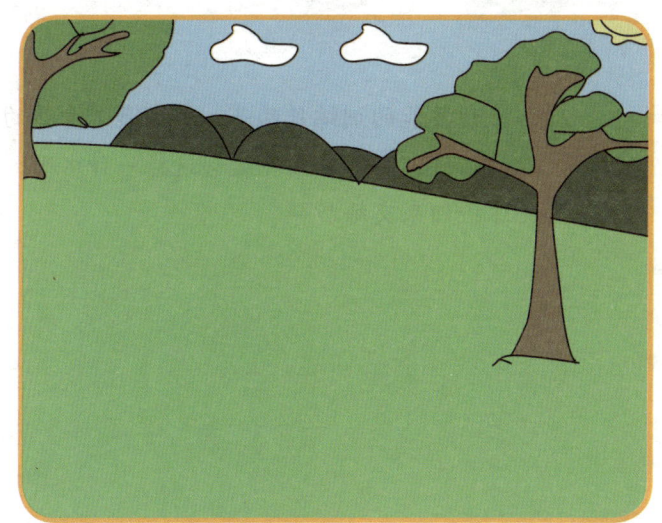

04 捡球

该技能的训练目的是,提高患者身体的协调性以及下肢肌肉的力量。通过该技能的训练,患者应该能达到这样一种水平,即:对患者说"去捡球"时,患者独立把球捡回来交给教师。

第四章
情绪与行为管理初级训练项目

教学材料

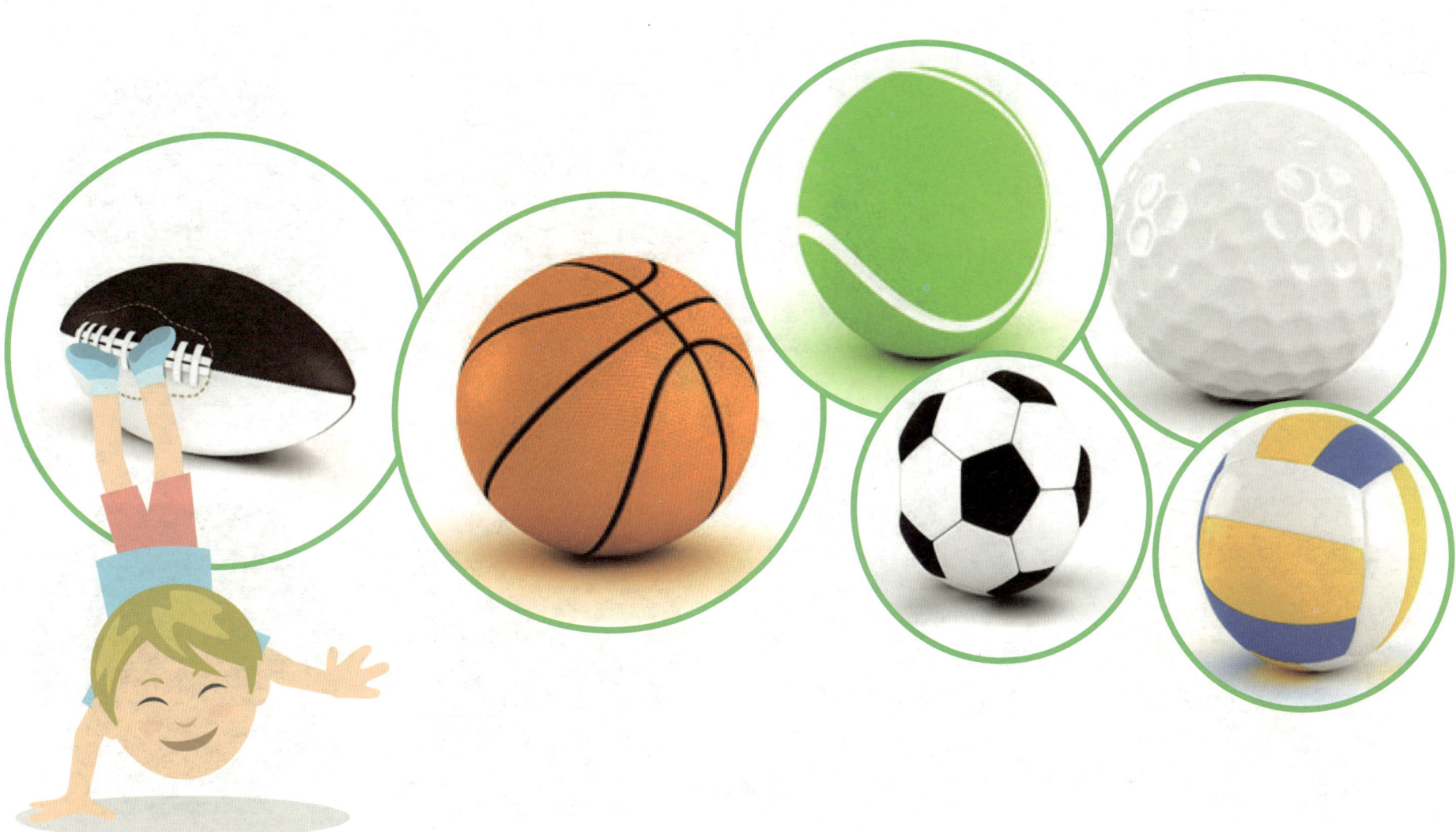

训练流程

小档案
训练时长
辅助情况

第1步：教师拿球吸引患者的注意。

→ 第2步：教师把球扔向前方，并说："把球捡回来交给我。"

→ 第3步：教师手把手辅助患者把球捡回来，交给教师。

↓

第4步：重复训练后，教师撤销辅助。

← 第5步：患者独立将球捡回。

← 第6步：教师把球扔向后方，并说："把球捡回来交给我。"

← 第7步：患者独立将球捡回。

第四章
情绪与行为管理初级训练项目

第8步：教师把球扔向左前方，并说："把球捡回来交给我。" → 第9步：患者独立将球捡回。 → 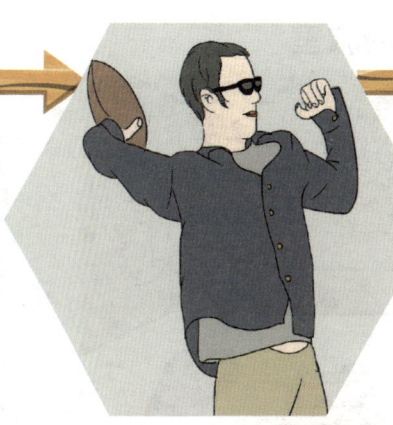 → 第10步：教师把球扔向右前方，并说："把球捡回来交给我。"

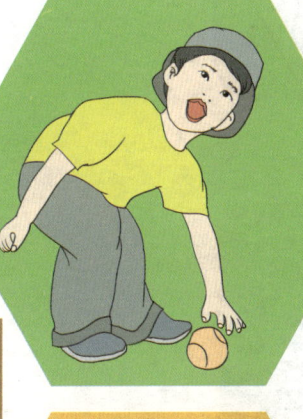 ← 第13步：患者独立将球捡回。 ← 第12步：教师把球扔向左后方，并说："把球捡回来交给我。" ← 第11步：患者独立将球捡回。

第14步：教师把球扔向右后方，并说："把球捡回来交给我。" → 第15步：患者独立将球捡回。 → 第16步：教师把球扔向任意方向，并说："把球捡回来交给我。" → 第17步：患者能够迅速判断方向，并独立将球捡回。

泛化到运动教室

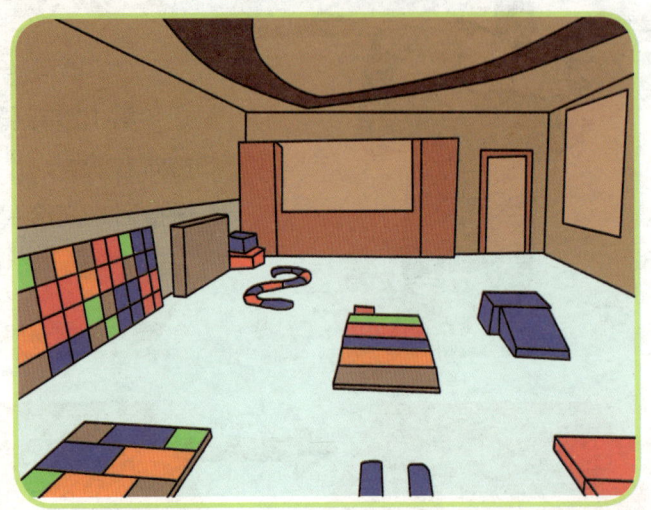

泛化到操场

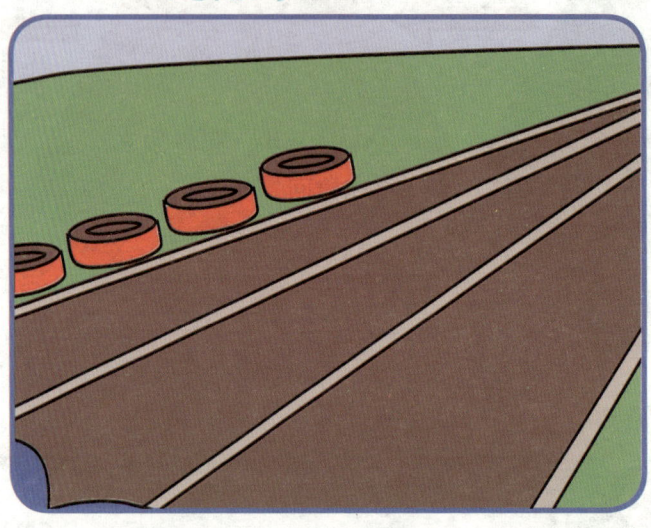

泛化到体育馆

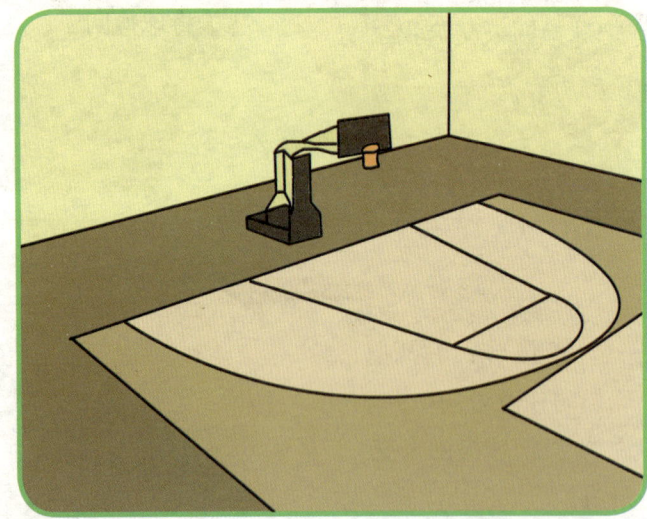

泛化到草坪

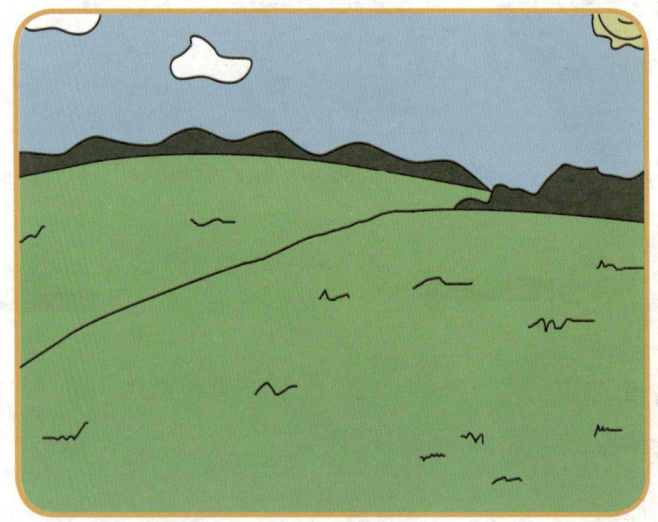

05 大马驮物

该技能的训练目的是，提高患者身体的协调性，以及躯干的灵活性。通过该技能的训练，患者应该能达到这样一种水平，即：对患者说"大马驮物"时，患者独立将物品驮起并爬行。在进行此技能训练时，应确保患者已经掌握爬行技能。

情绪和行为管理训练实务

教学材料

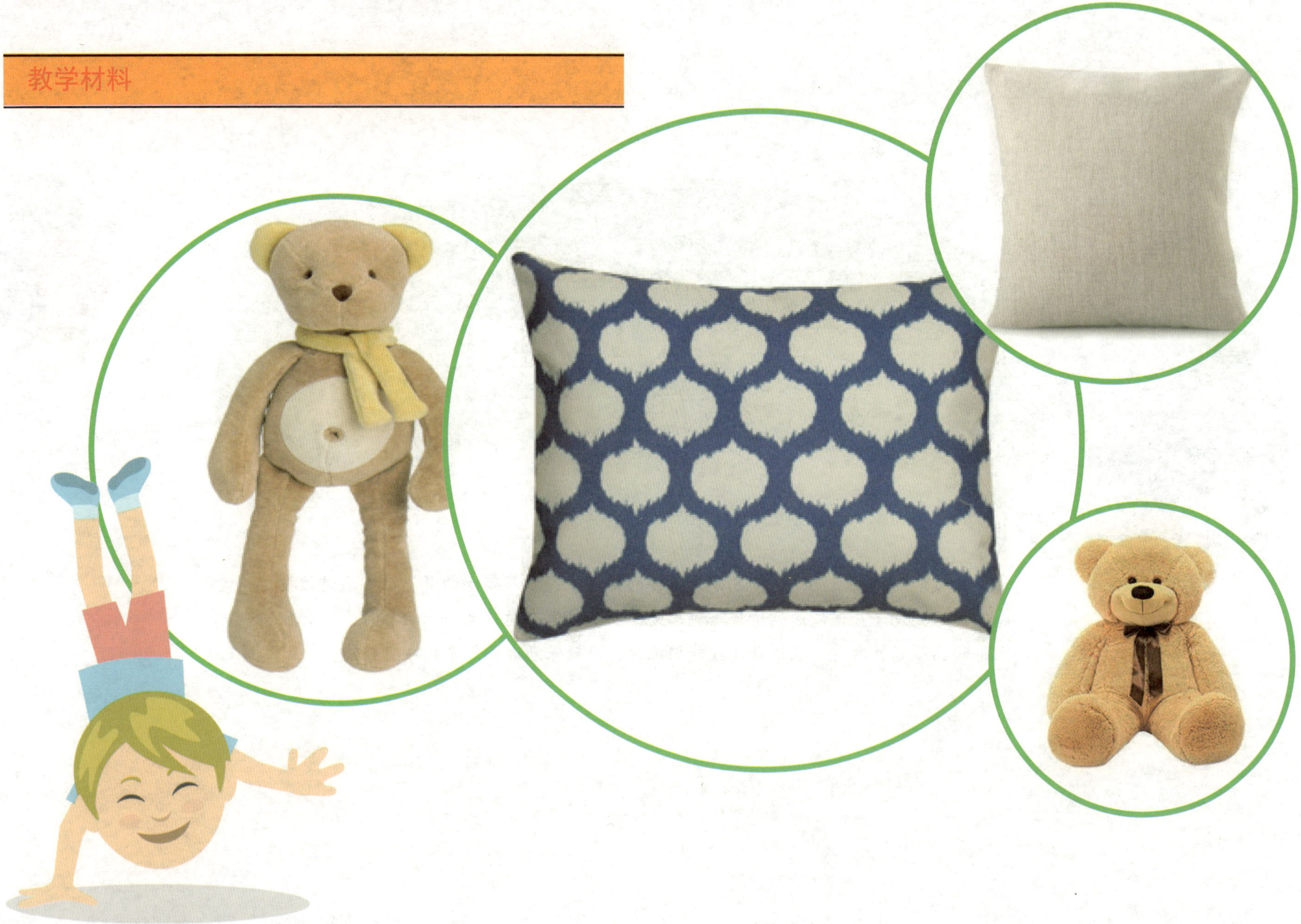

第四章
情绪与行为管理初级训练项目

训练流程

小档案
训练时长
辅助情况

第1步：教师说"爬行"。

第2步：患者将手膝着地爬行。

第3步：教师将枕头或大一点的毛绒玩具放在患者的背上。

第4步：教师进行辅助，使枕头或毛绒玩具不掉下来。

第5步：患者驮着枕头或毛绒玩具爬行。

第6步：重复训练后，教师撤销辅助。

第7步：患者独立驮着物品爬行。

71

泛化到运动教室

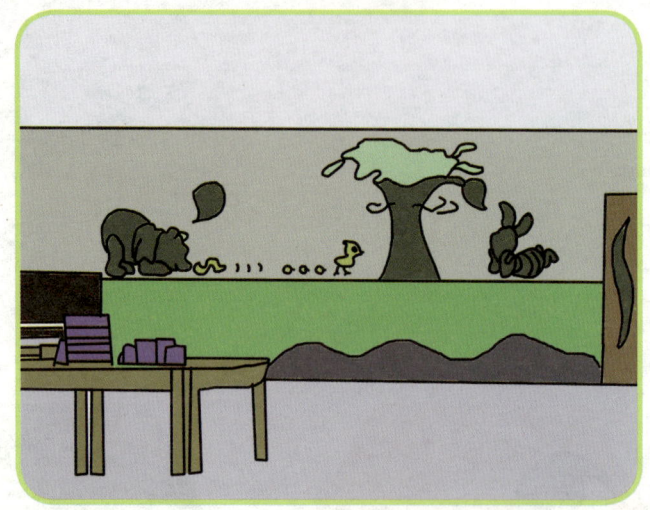

泛化到操场

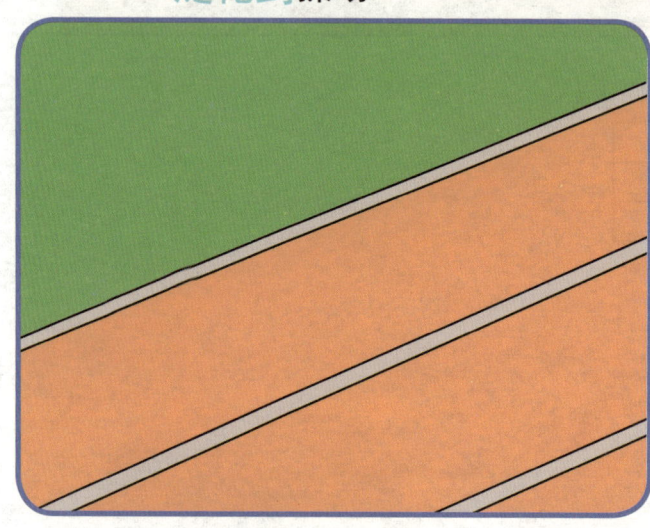

泛化到客厅

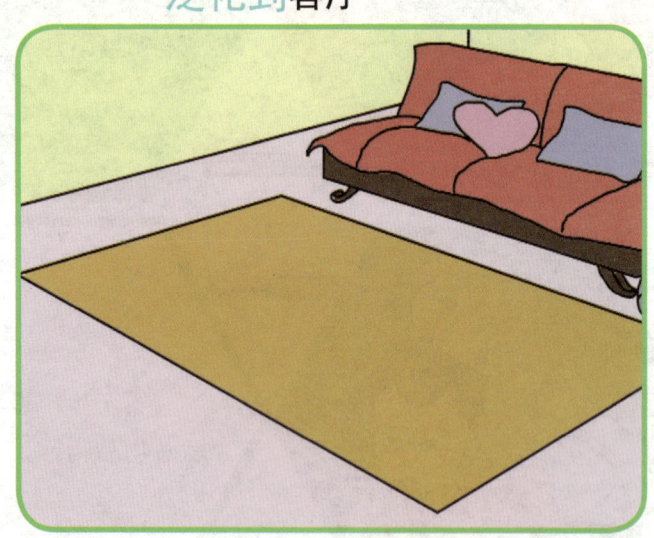

泛化到草坪

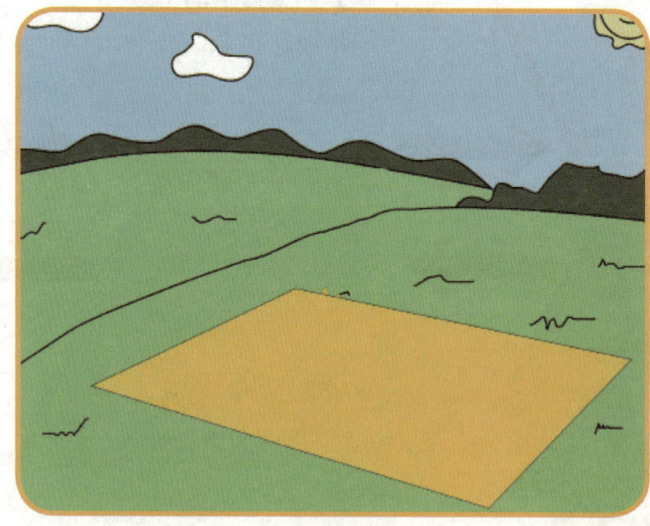

第五章

情绪与行为管理中级训练项目

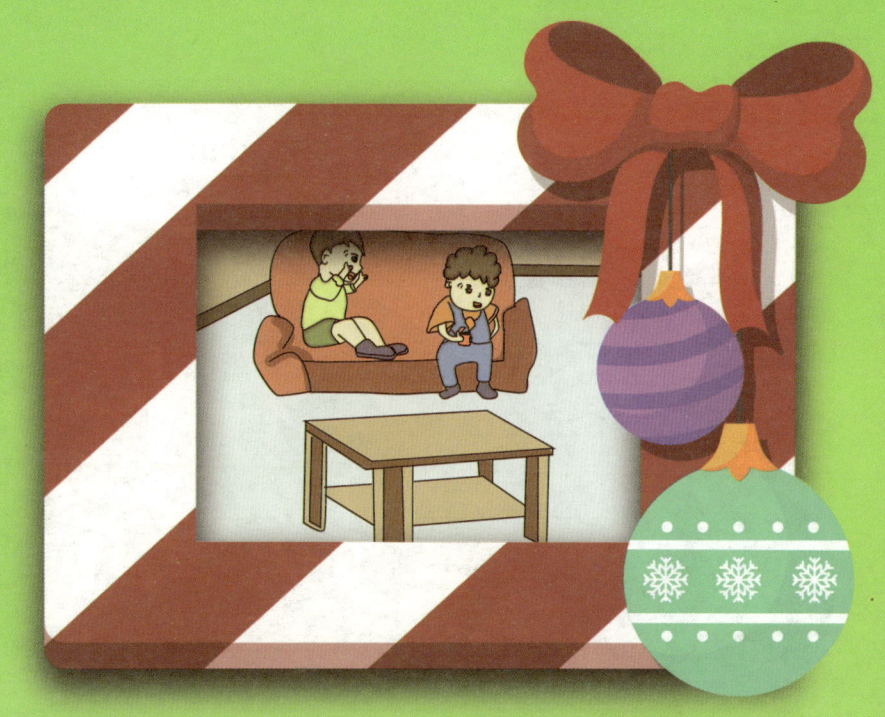

情绪和行为管理训练实务

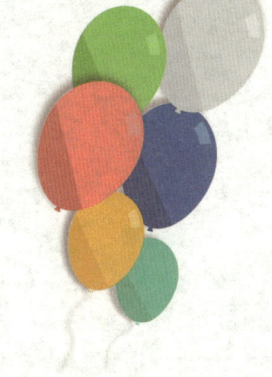

01 在校园环境中接受否定的回答

该技能的训练目的是训练患者的行为管理能力。通过该技能的训练，患者应该能达到这样一种水平，即：设计一种情境，患者只能接受否定回答（只能等待、只能放弃、只能做出别的选择）。

扫描二维码，打印本技能训练配套表格

第五章
情绪与行为管理中级训练项目

教学材料

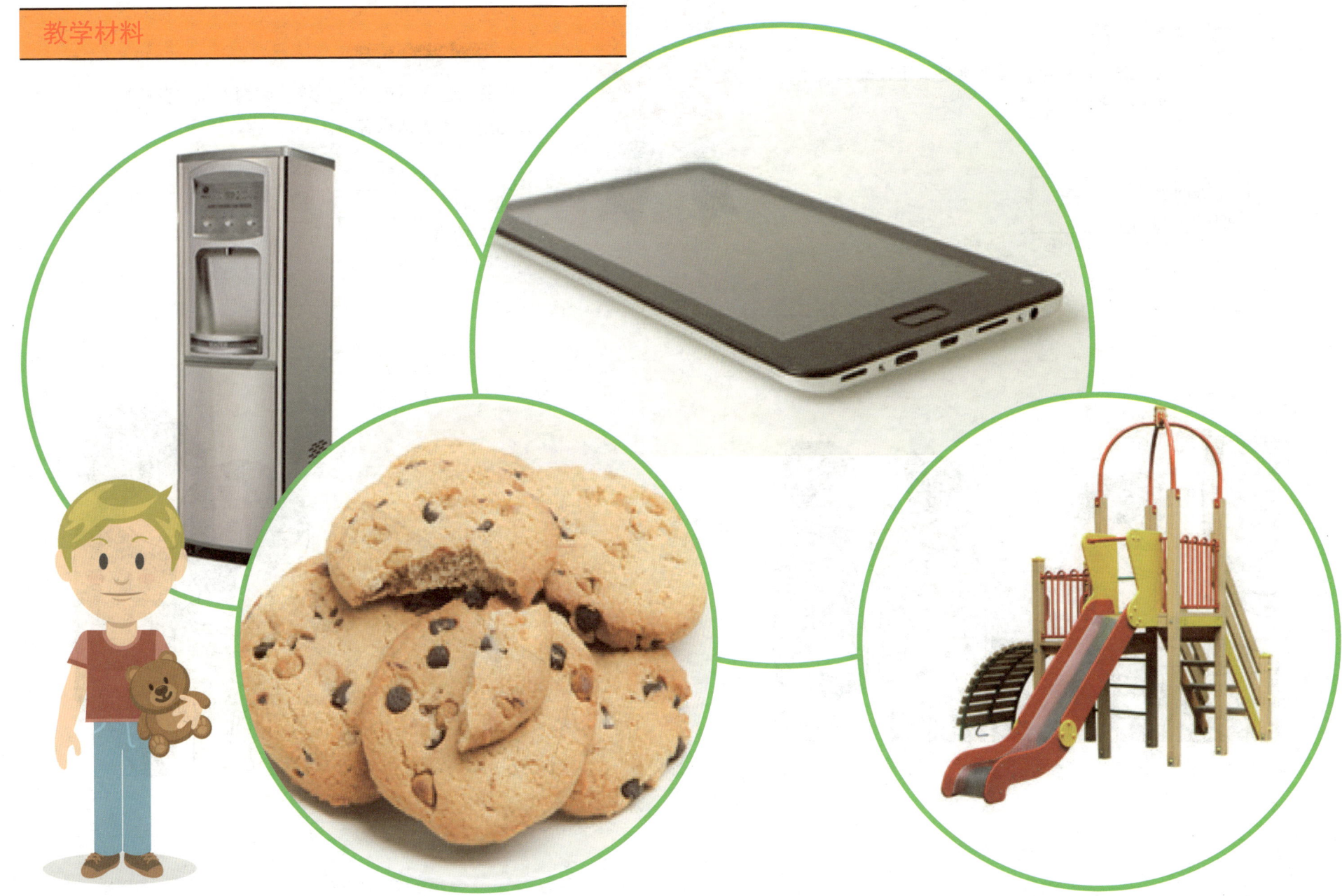

情绪和行为管理训练实务

训练方法示例

示例 1

患者想要洗手被拒绝，因为水龙头正在被另一个人使用，患者选择排队等待。

小档案	
训练时长	
辅助情况	

示例 2

患者想要玩电脑被拒绝，因为电脑正在被另一个人使用，患者选择等待。

小档案	
训练时长	
辅助情况	

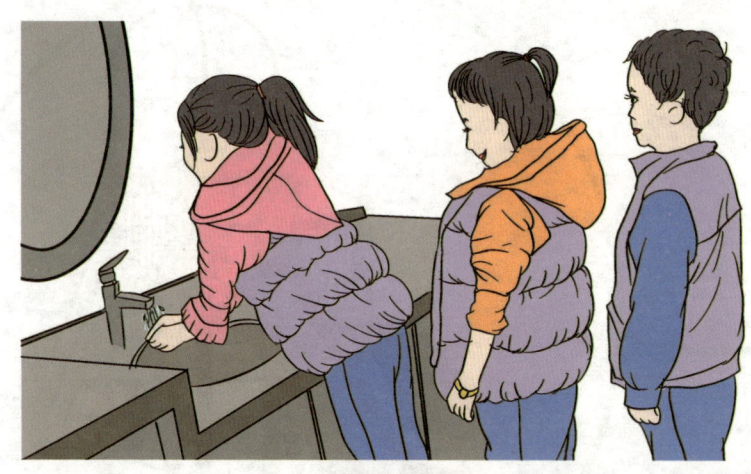
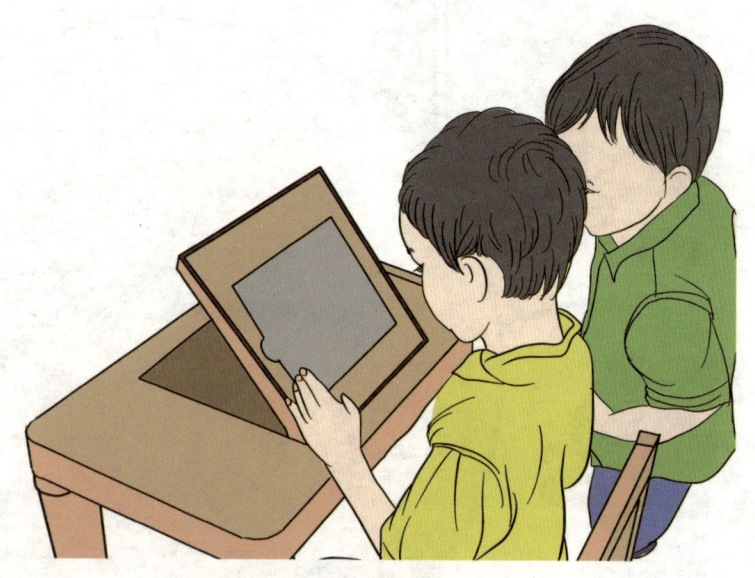

第五章 情绪与行为管理中级训练项目

训练方法示例

示例3

患者想要吃饼干被拒绝，因为桌上已经没有了，患者只能接受这一结果。

小档案	
训练时长	
辅助情况	

示例4

课堂上患者想要睡觉，可是不被教师允许，患者选择妥协。

小档案	
训练时长	
辅助情况	

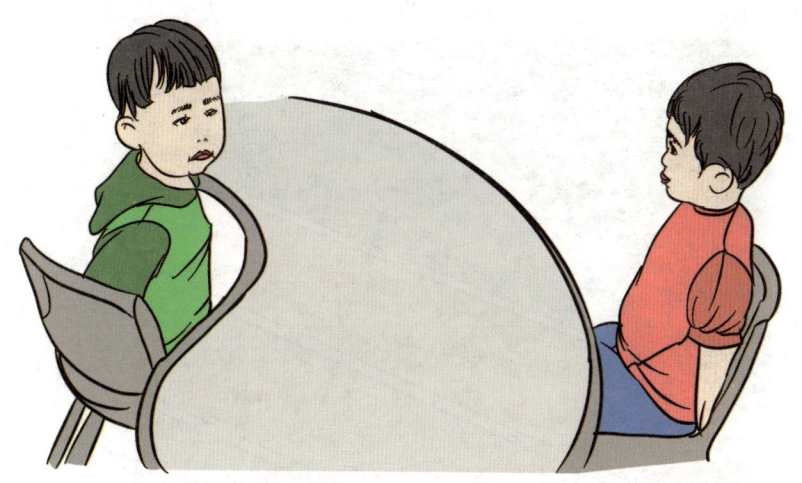

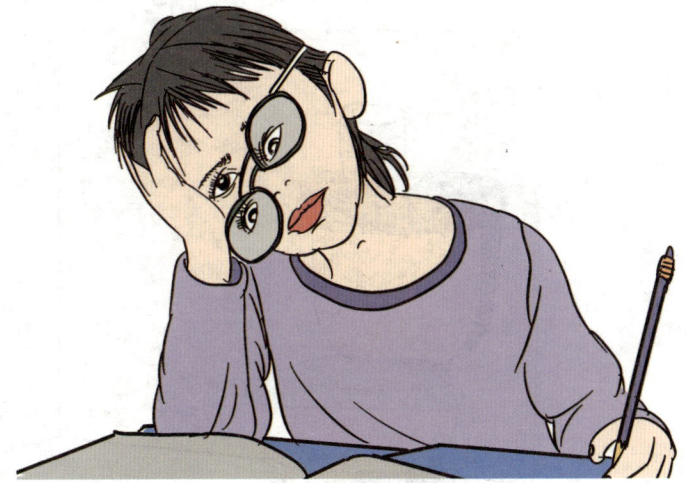

泛化到教室

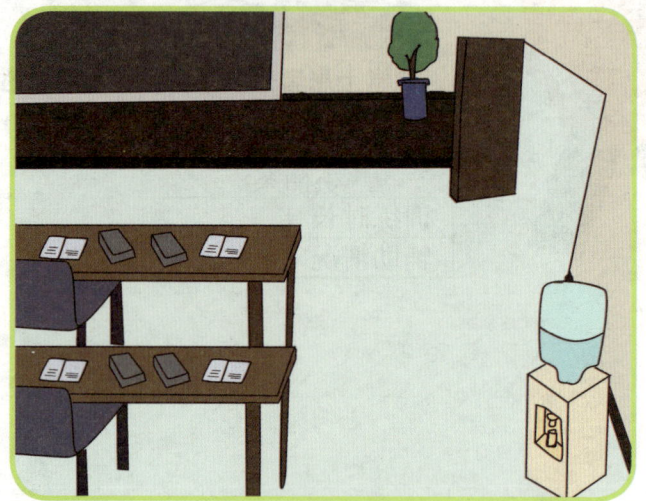

泛化到食堂

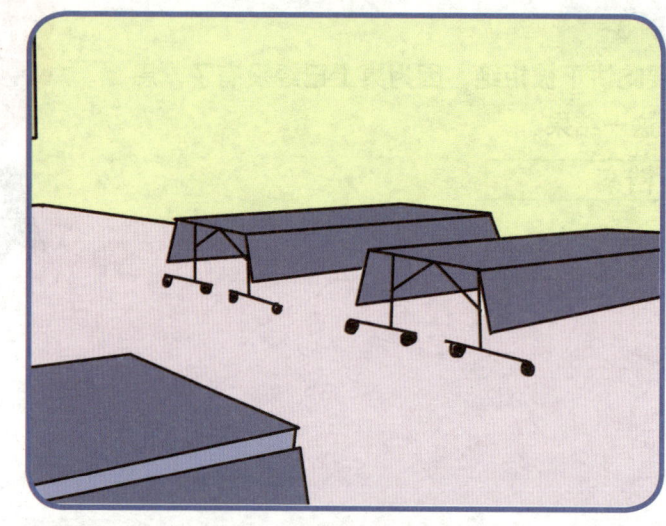

泛化到卫生间

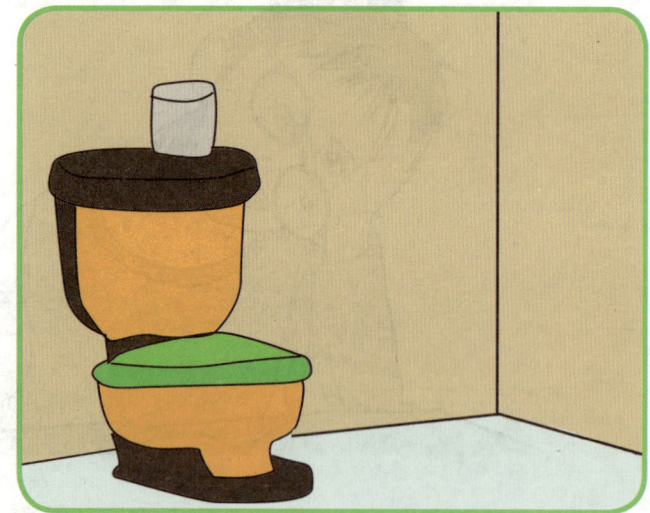

泛化到操场

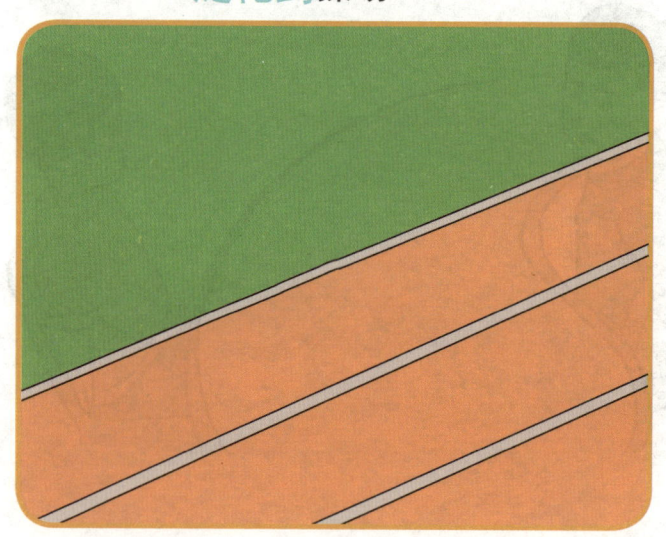

02 区分大问题与小问题

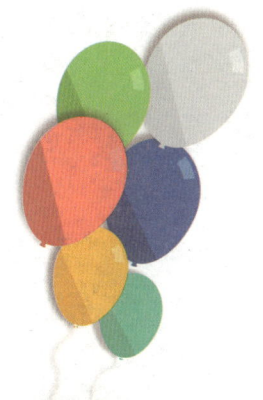

教师需要做的是：给患者 5～10 张卡片，让患者进行分类，分出大问题和小问题；也可以让患者举例说出 5 个大问题或小问题；或者向患者描述一种情境，问患者"这是大问题还是小问题"以及"为什么"。患者要做的：正确分类图片，正确举例，或正确回答问题。

扫描二维码，打印本技能训练配套表格

教学材料

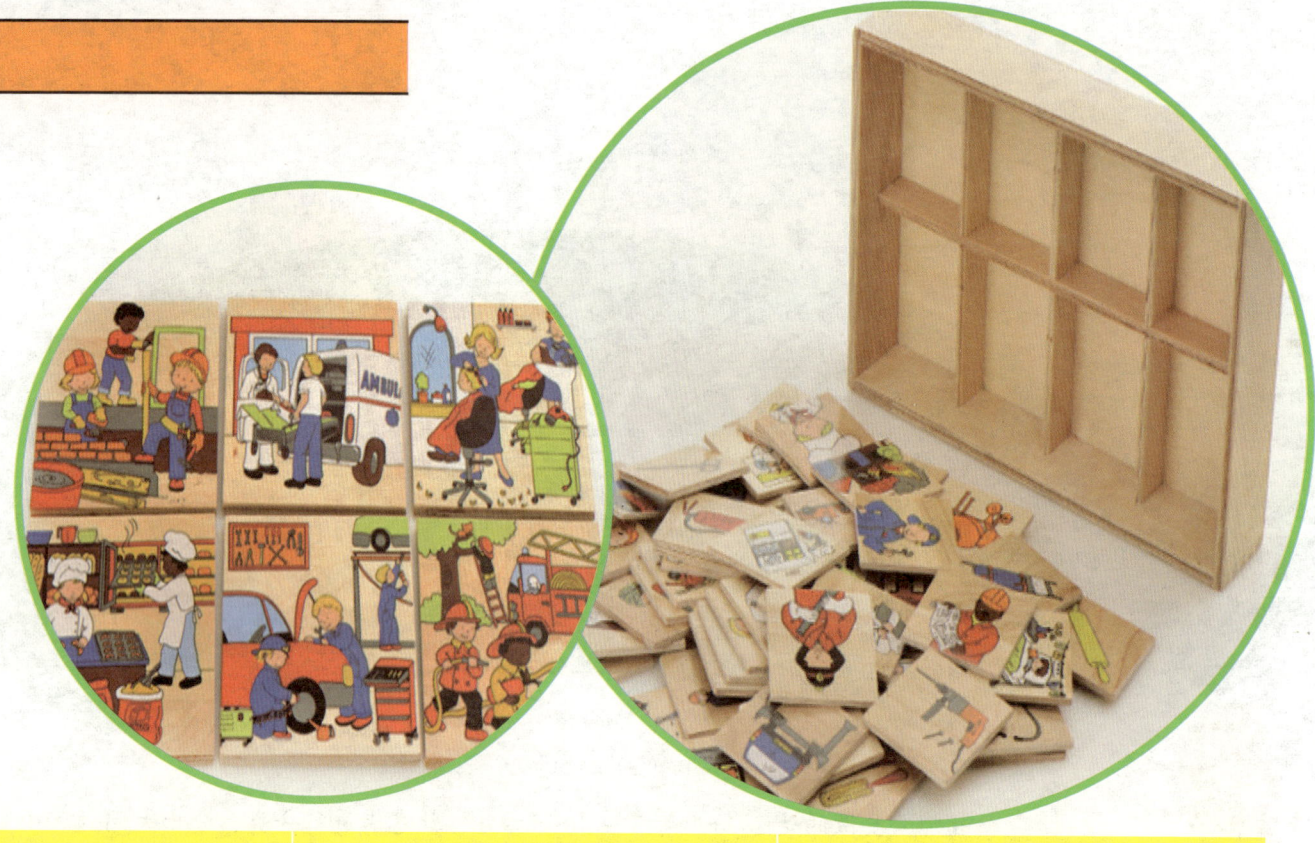

	大问题	小问题
定义	①一个问题影响超过2个人；②需要1天以上的时间来修复和解决；③没有简单快速的解决方案	①一个问题只影响到了1～2个人；②解决这个问题只需要几分钟的时间；③可以有许多解决方案
举例	龙卷风、海啸、意外事故、房屋倒塌、恐怖分子袭击、战争、干旱等	没有得到想要的食物，输掉一场比赛，淋雨，票卖完了，弄脏衣服，打碎杯子等

第五章
情绪与行为管理中级训练项目

训练方法示例

示例 1

向患者呈现 3 张卡片，并说"给我大问题"。

小档案	
训练时长	
辅助情况	

示例 2

给患者 5 张图片，让患者分出大问题和小问题。

小档案	
训练时长	
辅助情况	

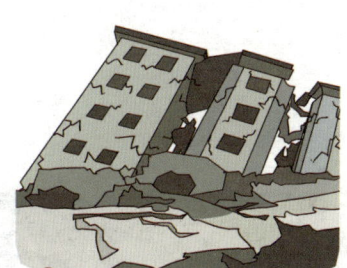
（打碎杯子）　（房子倒塌）

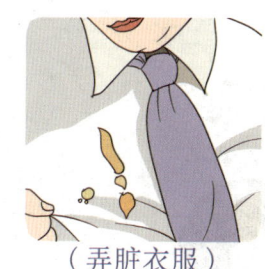 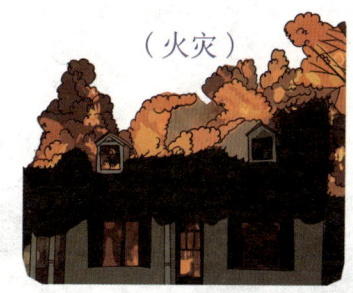
（弄脏衣服）　（火灾）

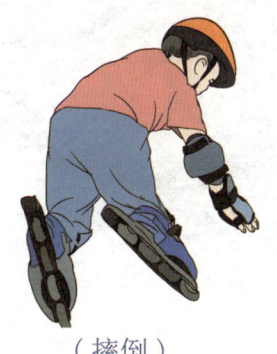
（摔倒）

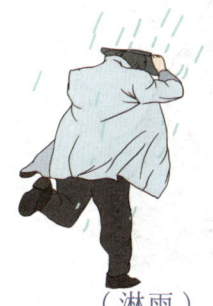 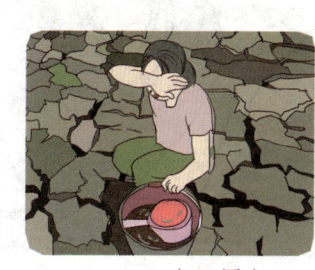 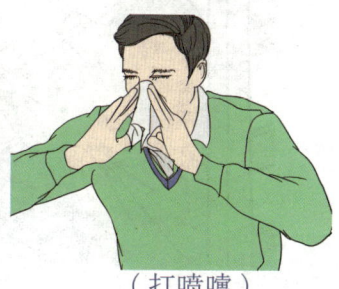
（淋雨）　（干旱）　（打喷嚏）

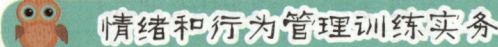

训练方法
示例

示例 3

对患者讲:"说出 5 个小问题。"

小档案	
训练时长	
辅助情况	

示例 4

问患者"这是大问题还是小问题?",以及"为什么?"。

小档案	
训练时长	
辅助情况	

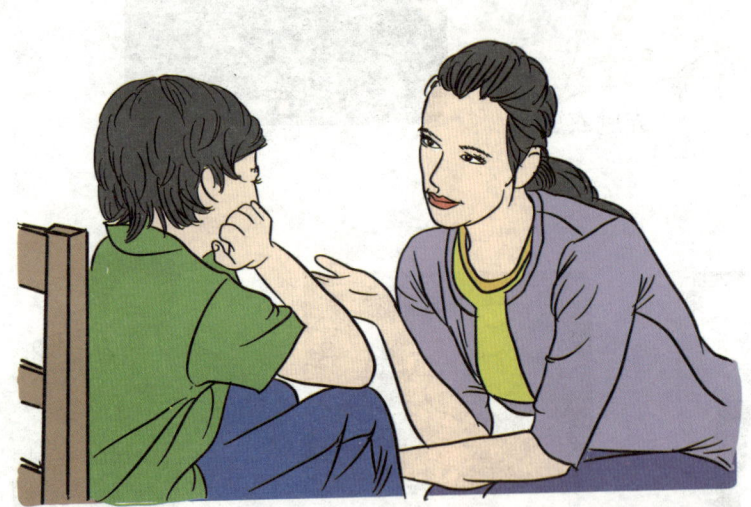

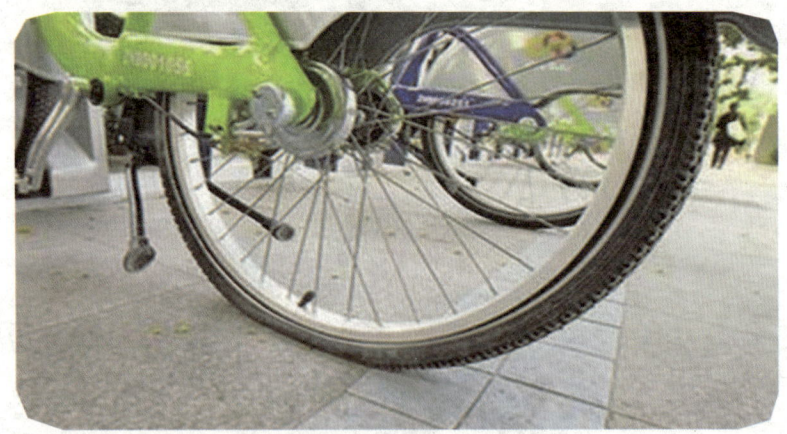

(自行车车胎没气)

第五章 情绪与行为管理中级训练项目

03 自我情绪认知

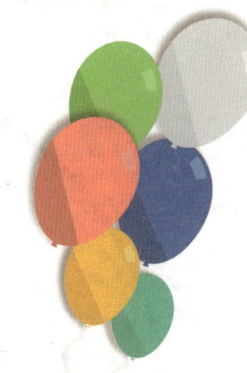

该技能的训练目的是提高患者对情绪的认知。该技能是用来接收和表达个人情感，是理解情绪、管理情绪的先决条件。通过该技能的训练，患者应该能达到这样一种水平，即：当对患者说"做XX表情"，患者将给出相应的表情。向患者展示他自己的情绪照片，或利用镜子看他自己的表情都是有帮助的。

情绪和行为管理训练实务

教学材料

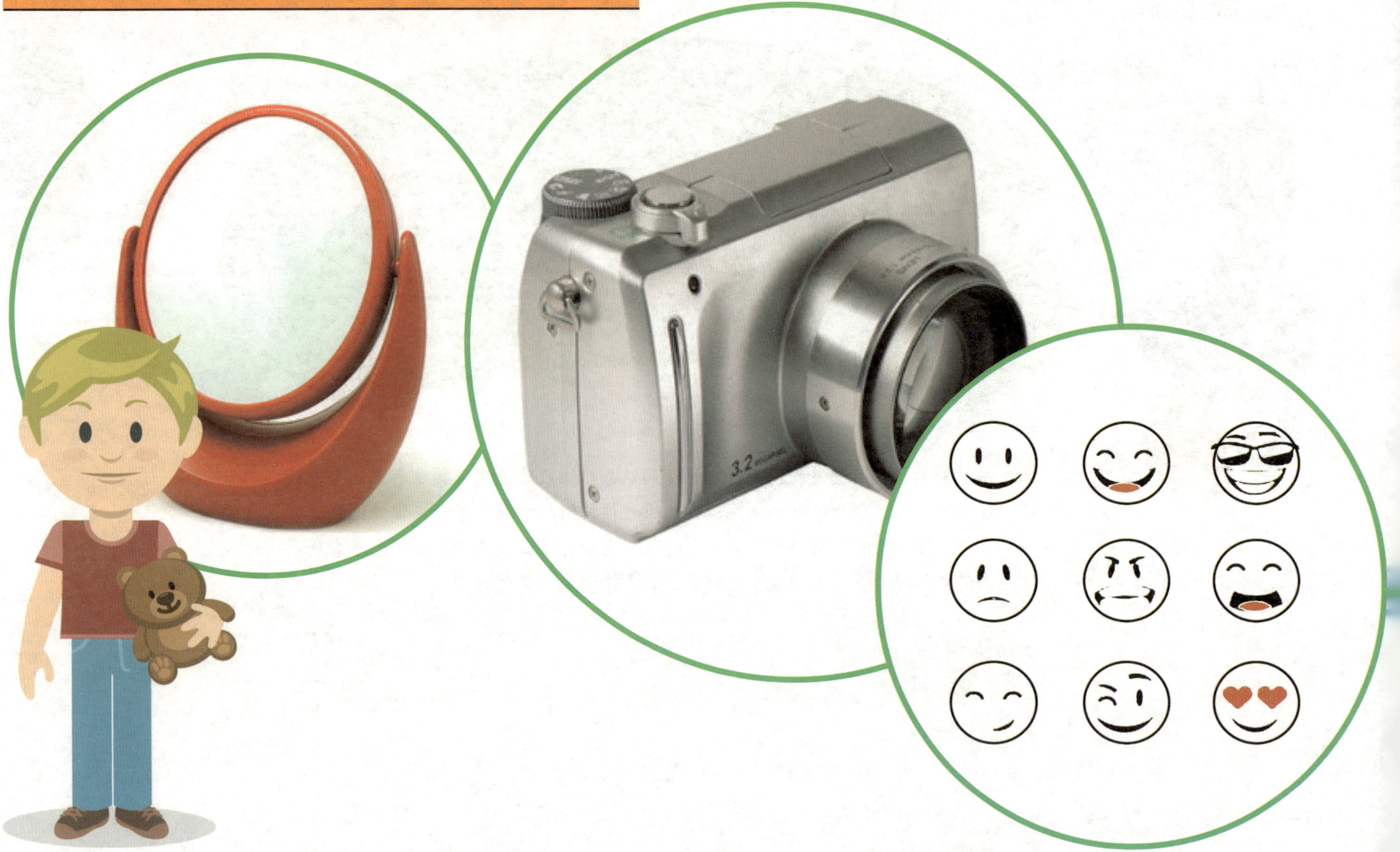

第五章
情绪与行为管理中级训练项目

训练方法示例

示例 1

患者做出开心的表情。

小档案	
训练时长	
辅助情况	

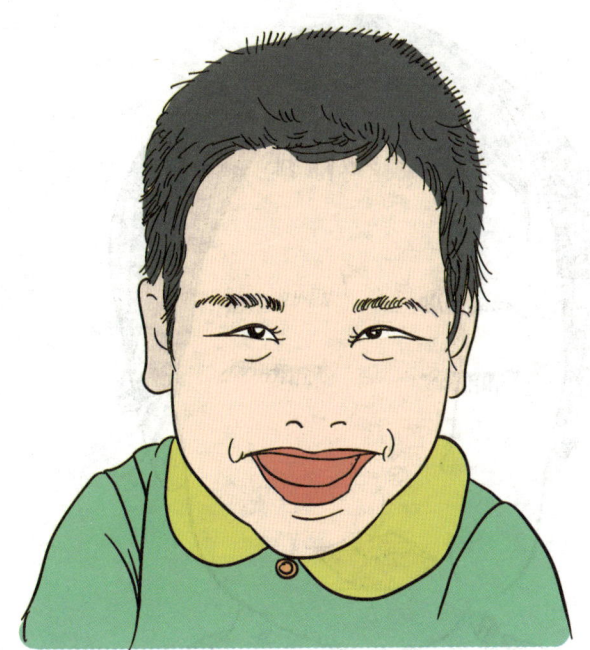

示例 2

患者做出生气的表情。

小档案	
训练时长	
辅助情况	

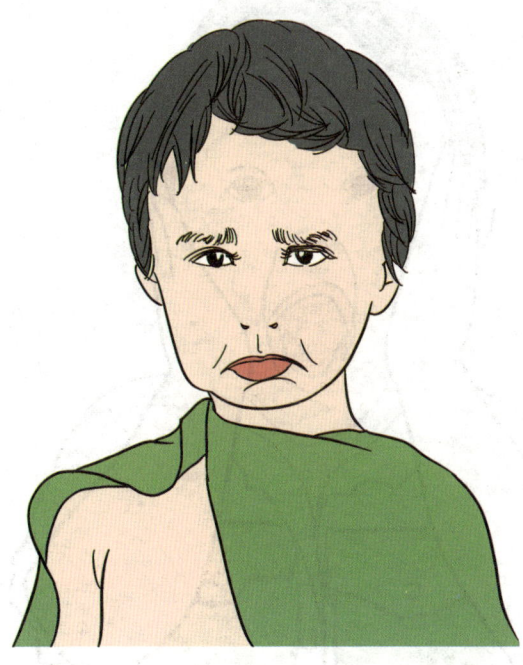

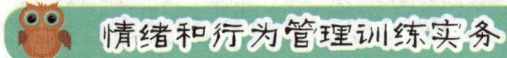
情绪和行为管理训练实务

训练方法
示例

示例 3

患者做出吃惊的表情。

小档案	
训练时长	
辅助情况	

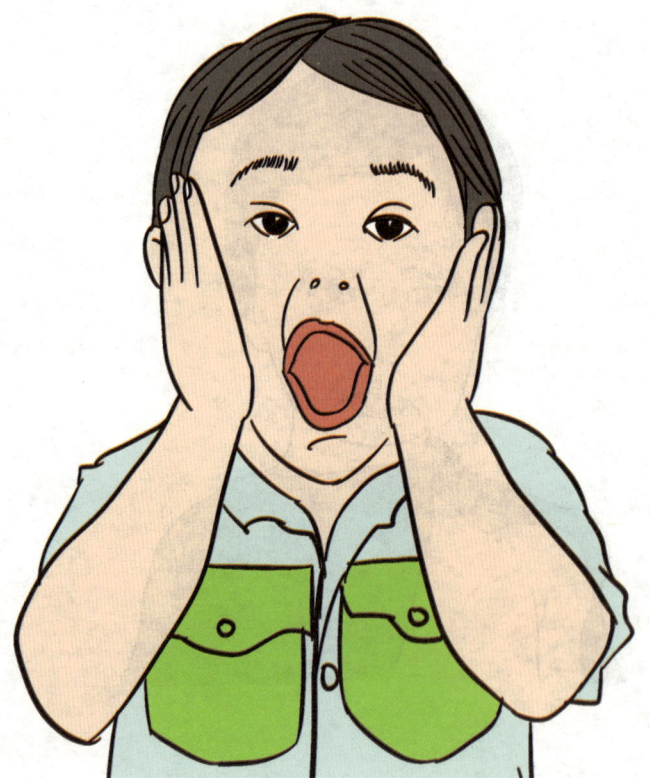

示例 4

患者做出悲伤的表情。

小档案	
训练时长	
辅助情况	

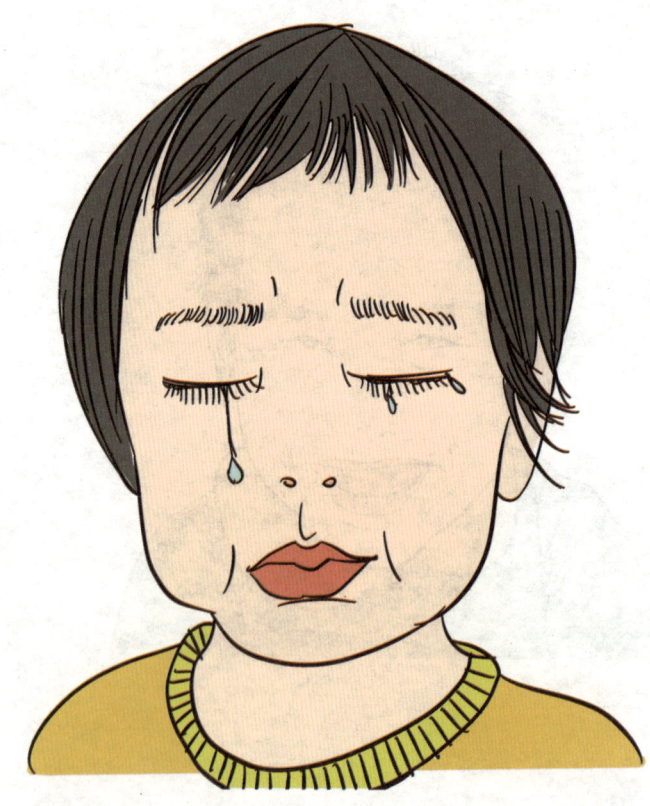

第五章
情绪与行为管理中级训练项目

示例 5

患者做出紧张的表情。

小档案	
训练时长	
辅助情况	

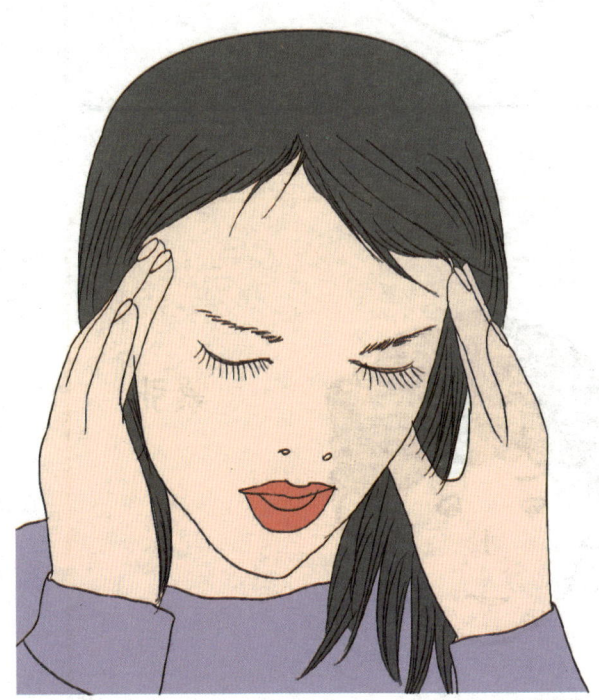

示例 6

患者做出无聊的表情。

小档案	
训练时长	
辅助情况	

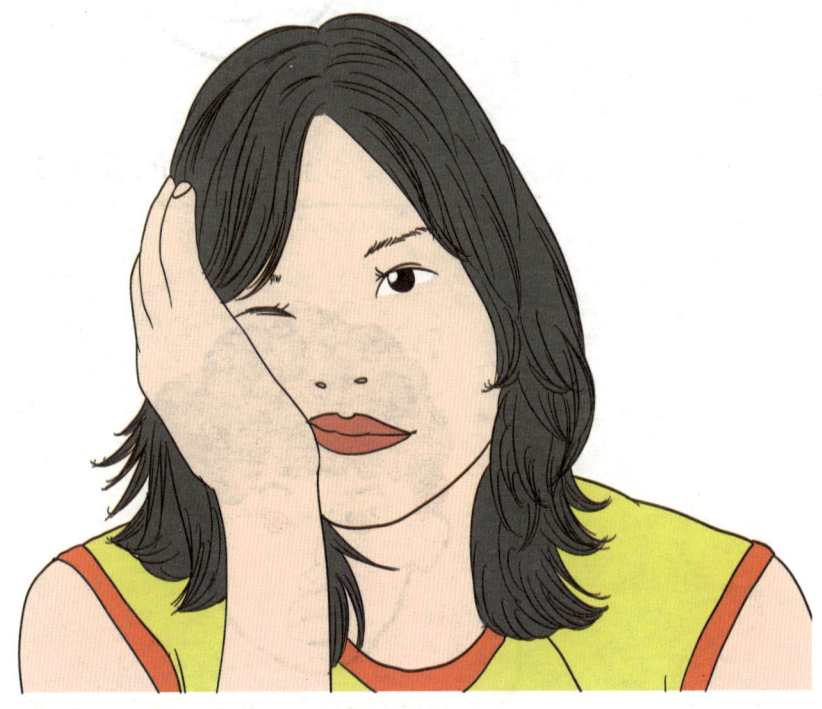

拓展到辨别对方的表情 1

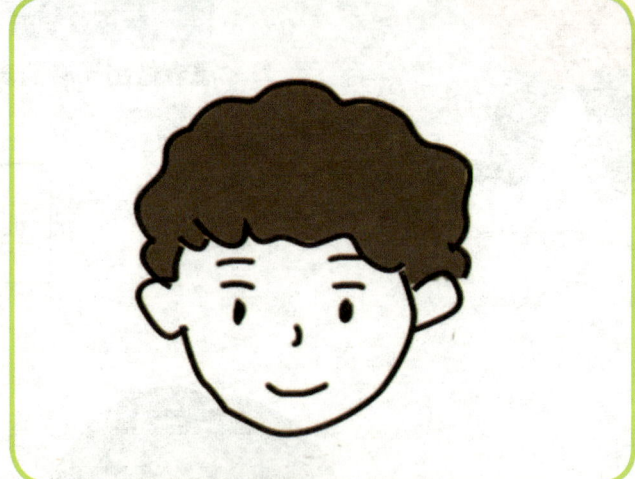

拓展到辨别对方的表情 2

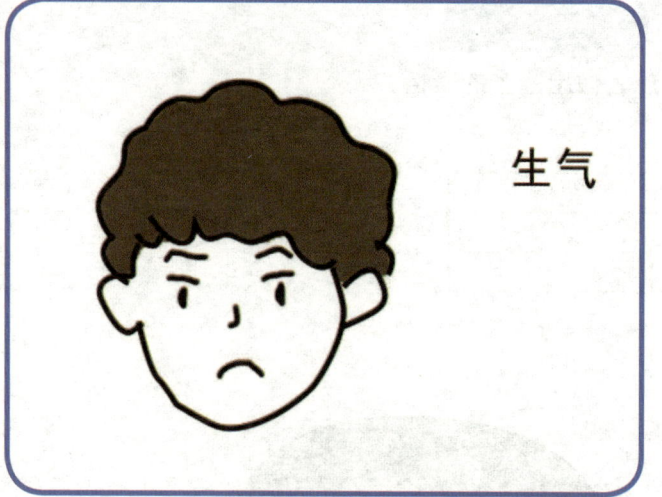

生气

拓展到辨别对方的表情 3

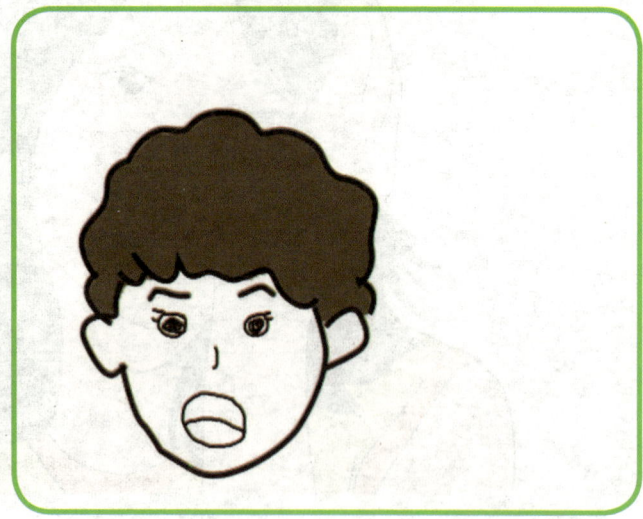

拓展到辨别对方的表情 4

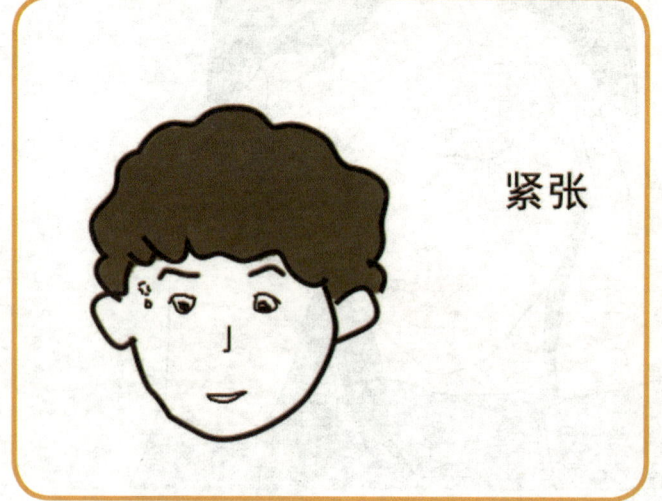

紧张

第五章 情绪与行为管理中级训练项目

04 恰当行为与不当行为

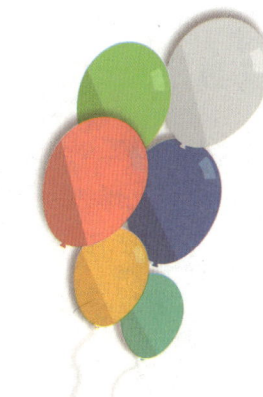

教师需要做的是：给患者5~10张卡片，让患者进行分类，分出恰当行为和不当行为；也可以让患者举例说出5个恰当行为/不当行为；或者向患者描述一种情境，问患者"这是恰当行为还是不当行为"以及"为什么"。患者要做的：正确分类图片，正确举例，或正确回答问题。在开展此项训练时，确保患者已经掌握分类技能。

扫描二维码，打印本技能训练配套表格

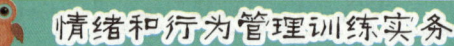

教学材料

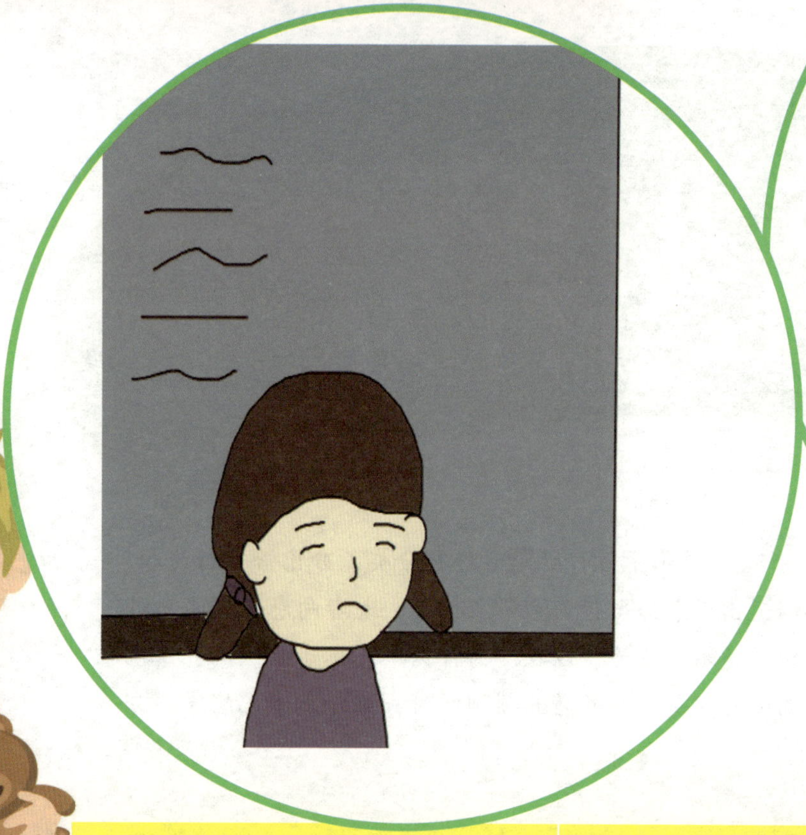

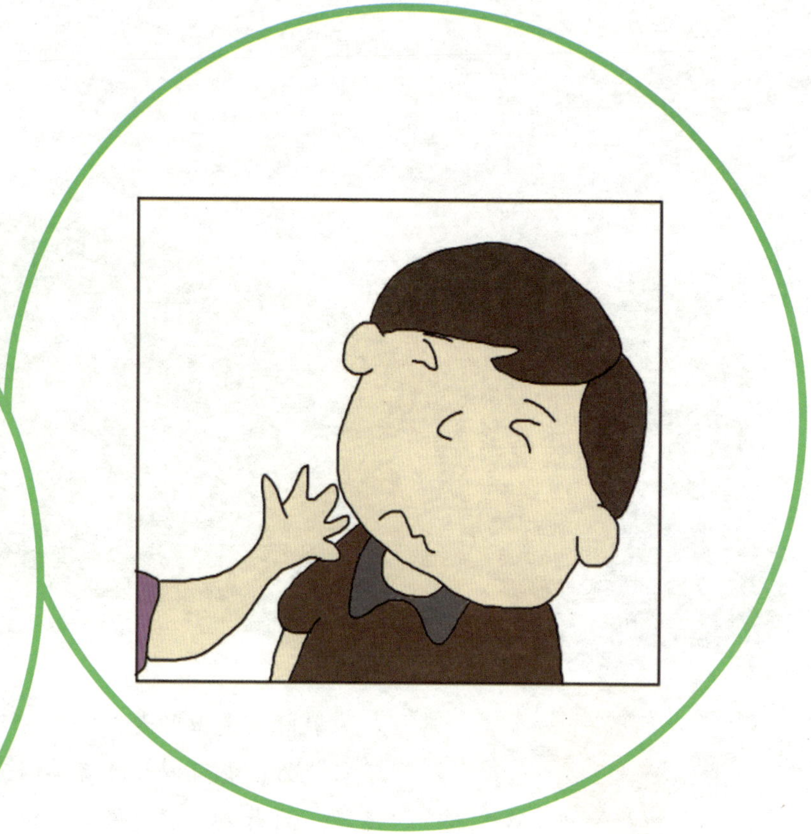

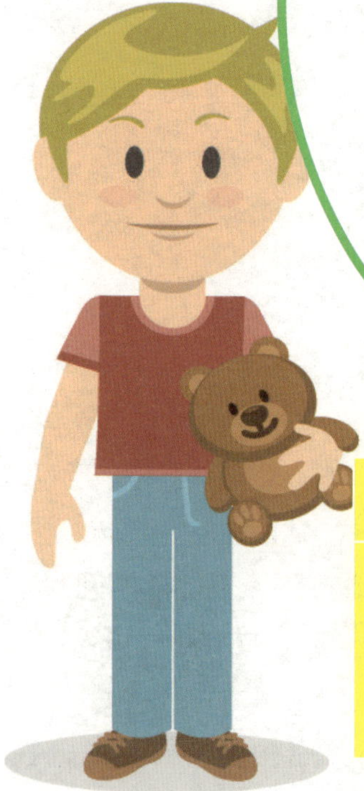

	恰当行为	不当行为
举例	在课堂上举手，分享食物，清理垃圾，打招呼，帮助别人，坐好，洗手等	对别人吼叫，争抢玩具，乱扔垃圾，伤害别人，吃脏的手，戏弄别人，课堂上捂耳朵等

第五章
情绪与行为管理中级训练项目

训练方法示例

示例 1

展示给患者 3 张卡片，然后说"指出不当行为"。

小档案	
训练时长	
辅助情况	

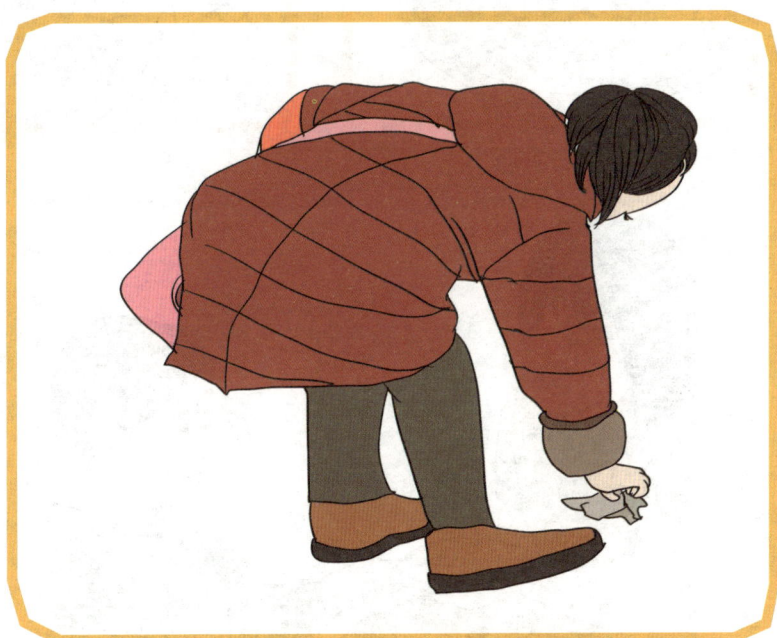

（捡垃圾）

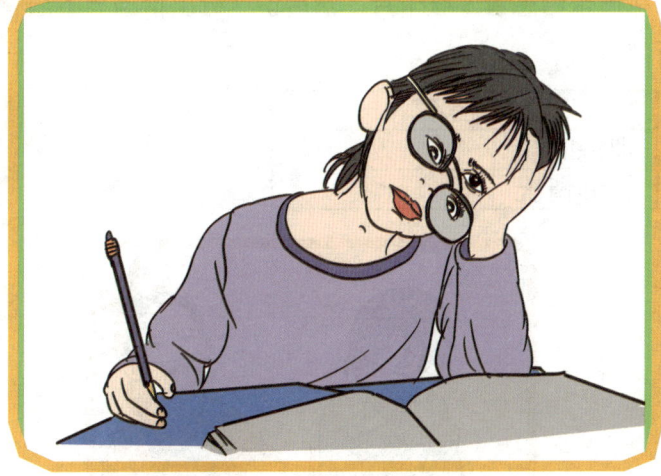

（上课睡觉）

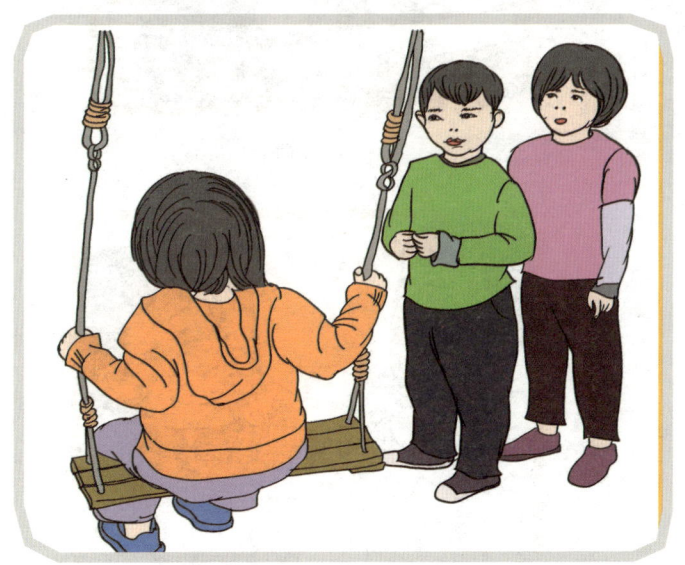

（排队）

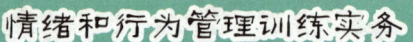

示例 2

展示给患者 5 张卡片，然后说"分出恰当与不当行为"。

小档案	
训练时长	
辅助情况	

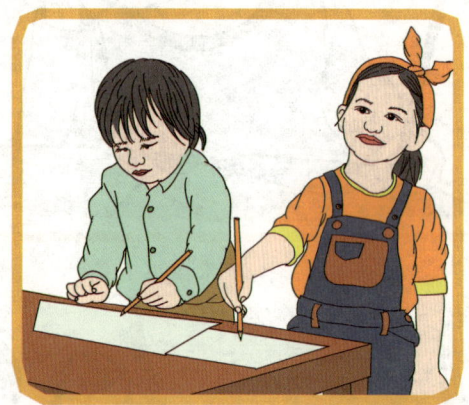

（画画）

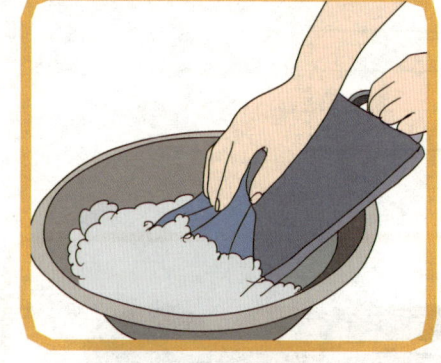

（洗衣服）

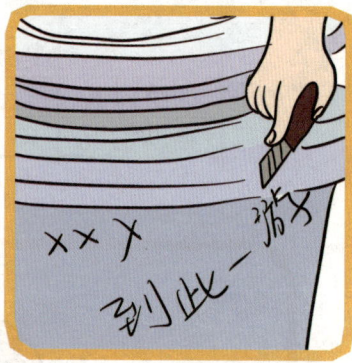

（乱写乱画）

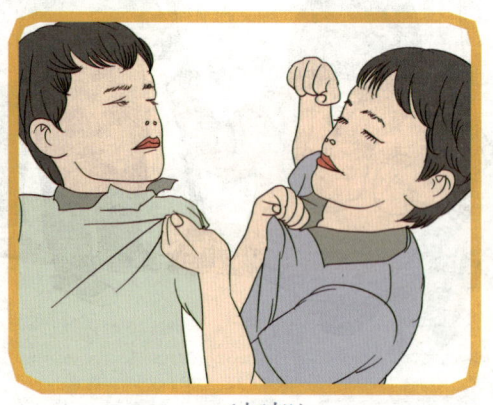

（打架）

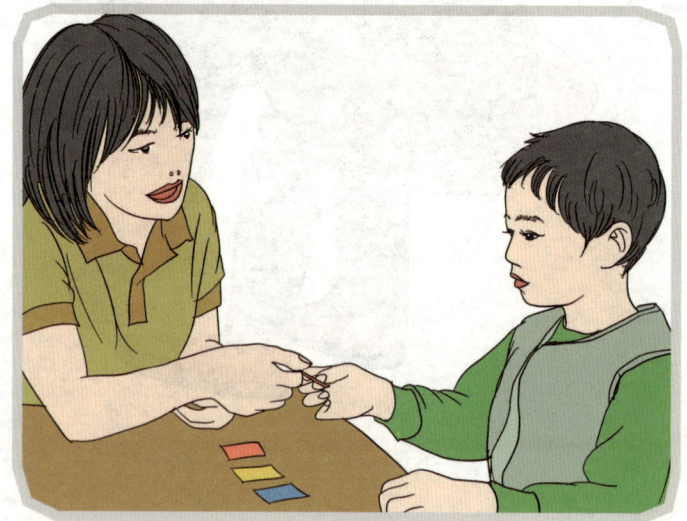

（帮助别人）

第五章 情绪与行为管理中级训练项目

示例 3

让患者说出 5 种恰当行为。

小档案	
训练时长	
辅助情况	

训练方法示例

示例 5

展示给患者一种场景,并问"这是恰当行为还是不当行为"及"为什么"。

小档案	
训练时长	
辅助情况	

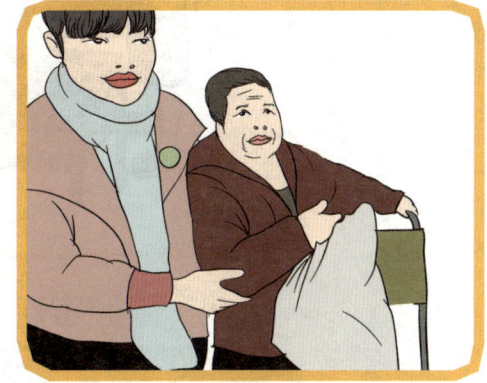

(让座位)

示例 4

展示给患者一种场景,并问"这是恰当行为还是不当行为"及"为什么"。

小档案	
训练时长	
辅助情况	

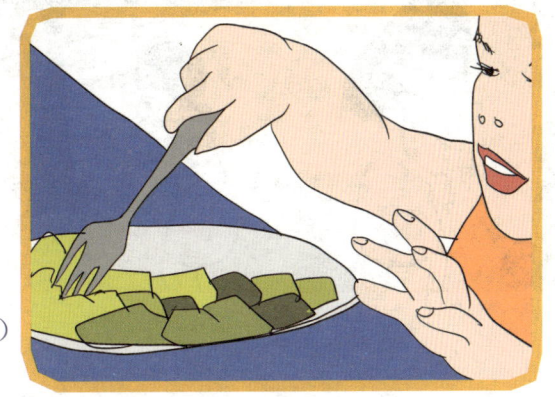

(挑食)

示例 6

展示给患者一种场景,并问"这是恰当行为还是不当行为"及"为什么"。

小档案	
训练时长	
辅助情况	

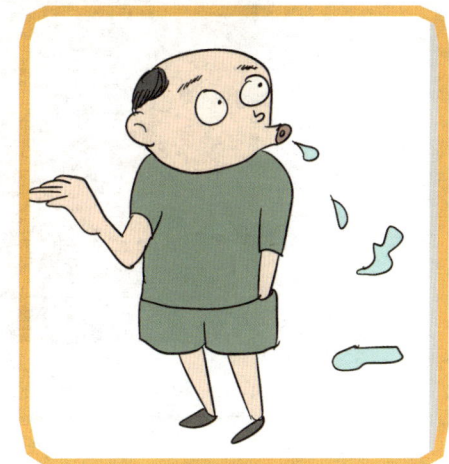

(随地吐痰)

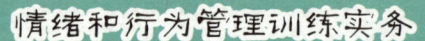

泛化到教室　　　　　　　　　泛化到卧室

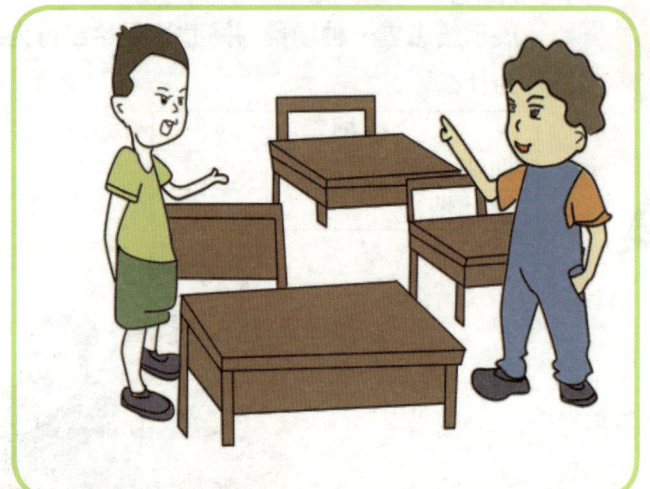 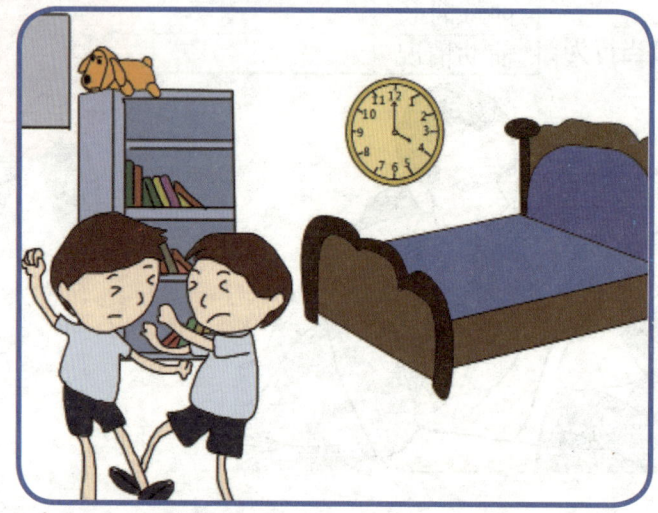

泛化到客厅　　　　　　　　　泛化到草坪

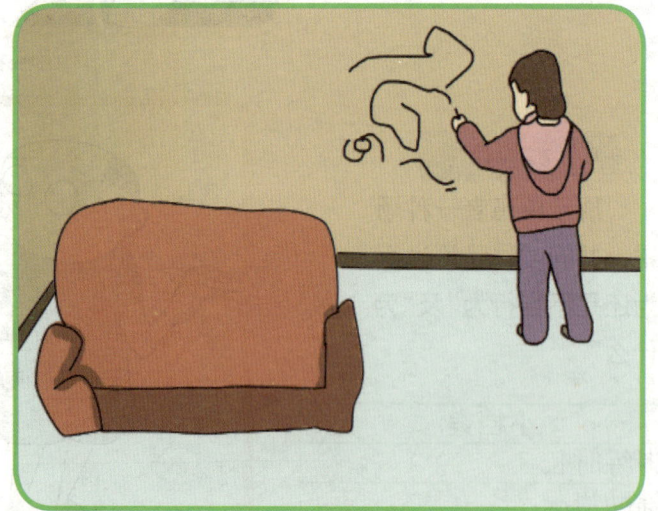 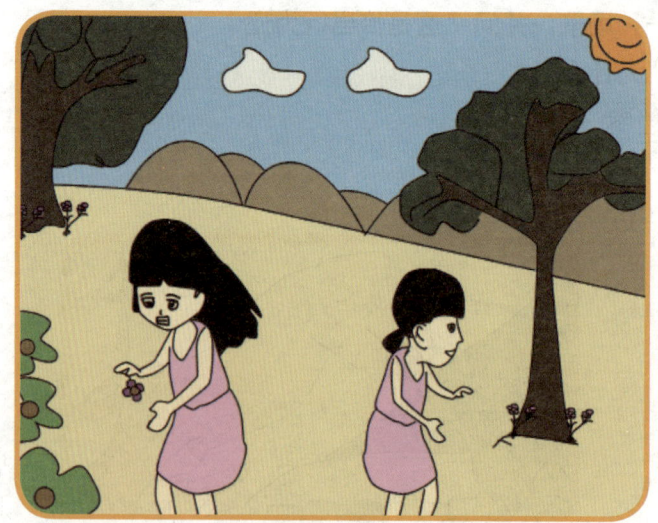

第五章 情绪与行为管理中级训练项目

05 安全行为与危险行为

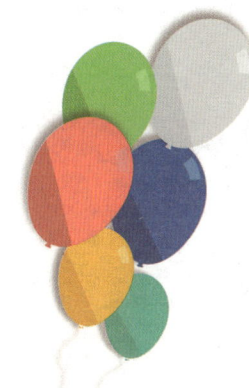

教师需要做的是：给患者 5~10 张卡片，让患者进行分类，分出安全行为和危险行为；也可以让患者举例说出 5 个安全行为 / 危险行为；或者向患者描述一种情境，问患者"这是安全行为还是危险行为"以及"为什么"。患者要做的：正确分类图片，正确举例，或正确回答问题。在开展此项训练时，确保患者已经掌握分类技能。

扫描二维码，打印本技能训练配套表格

情绪和行为管理训练实务

教学材料

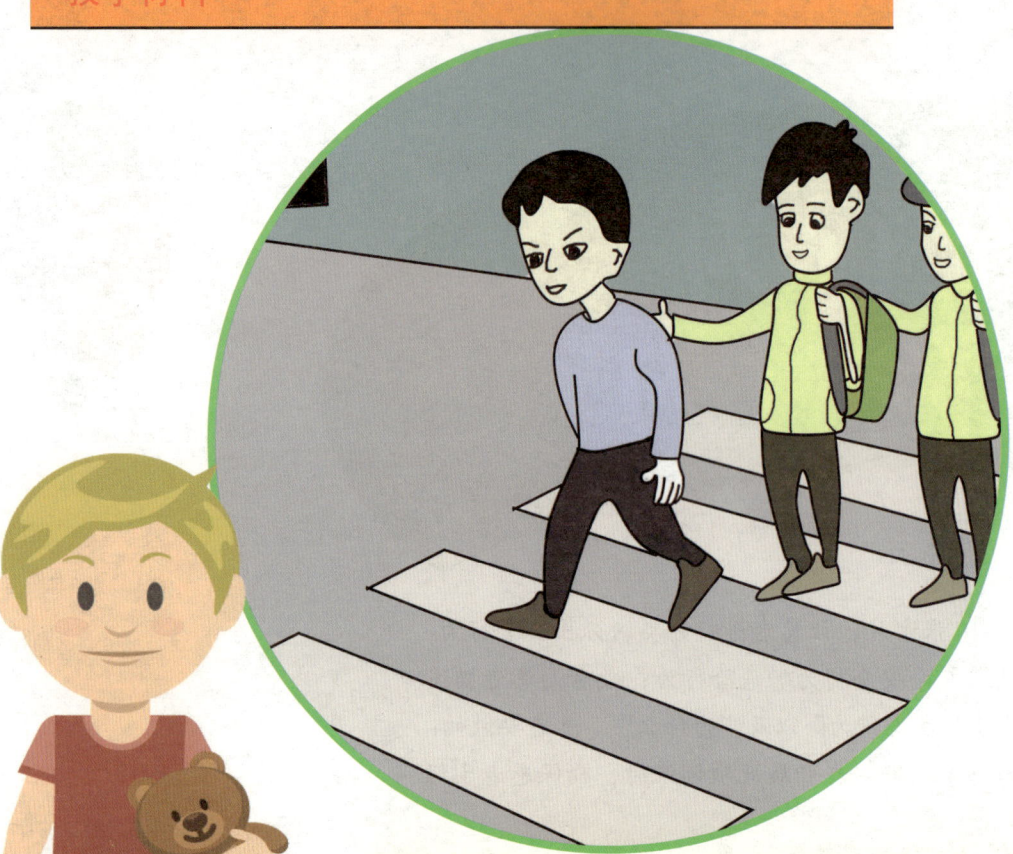
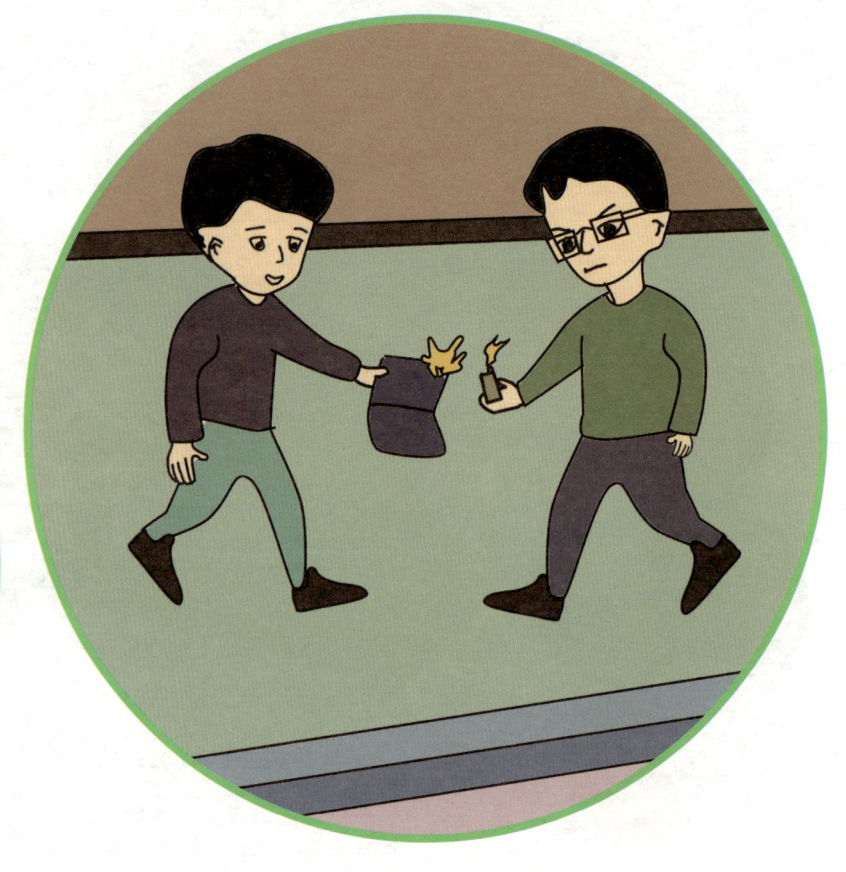

	安全行为	危险行为
举例	过马路前左右观察，过马路走人行道，穿戴安全装置，系安全带，远离火炉，避免靠近野生动物等	玩刀、打火机之类的危险品，去无监督或禁止游泳的地方游泳，吃不明来历的食物，独自去偏远地方，攀爬到高处等

第五章
情绪与行为管理中级训练项目

示例 1

展示给患者 3 张卡片，然后说"指出危险行为"。

小档案	
训练时长	
辅助情况	

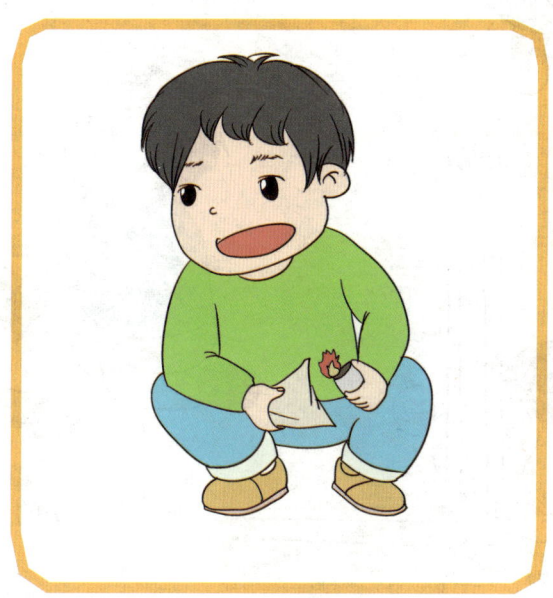

（玩火）

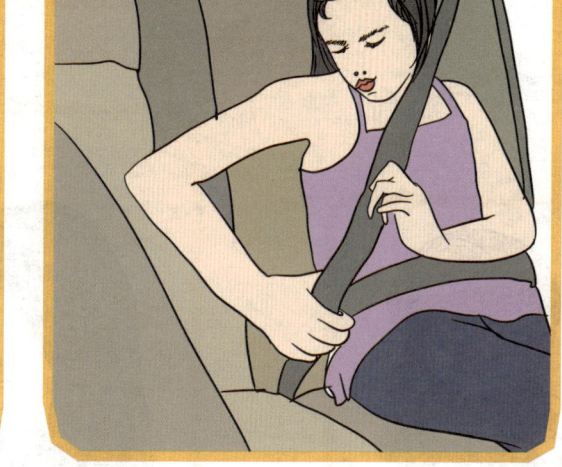

（系安全带）

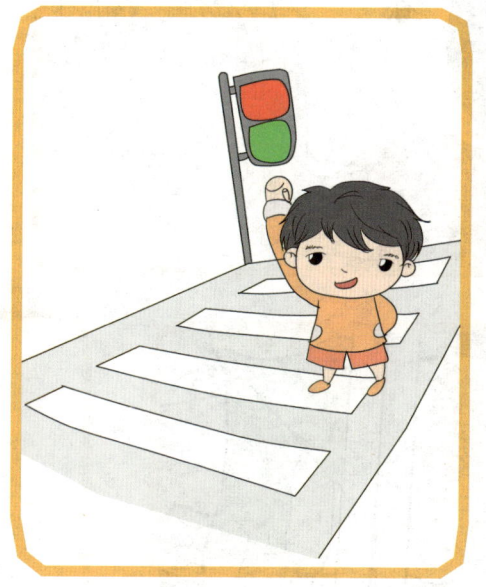

（遵守交通规则）

情绪和行为管理训练实务

示例 2

给患者 6 张卡片，让患者进行分类，说"分出安全行为和危险行为"。

小档案	
训练时长	
辅助情况	

训练方法示例

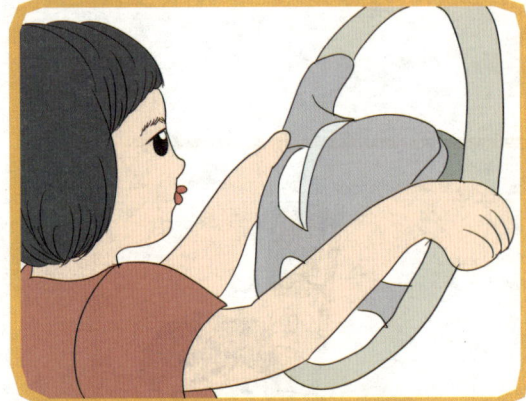
（儿童开汽车）

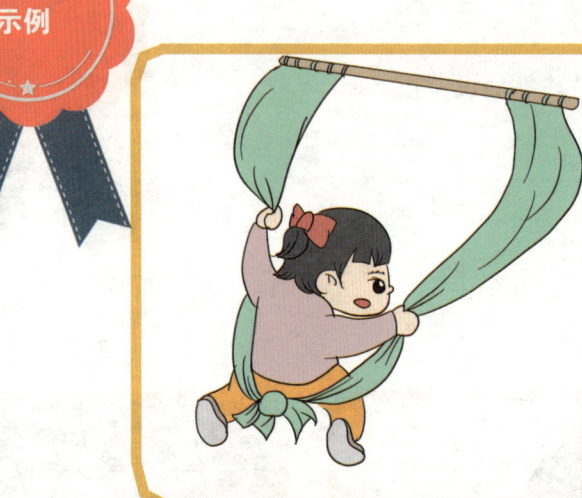
（用窗帘荡秋千）

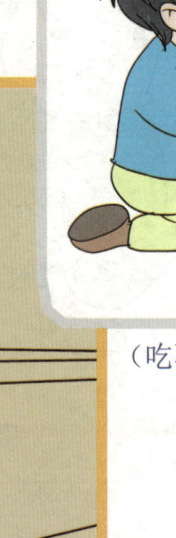
（吃不明来历的食物）

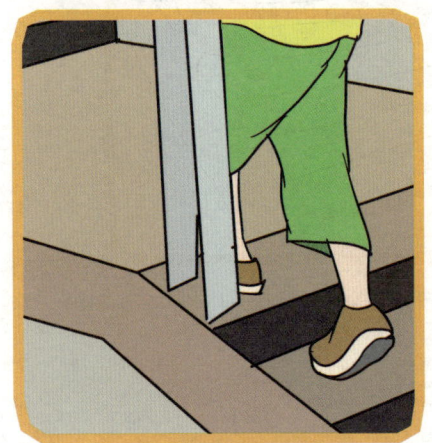
（上下楼梯有秩序）

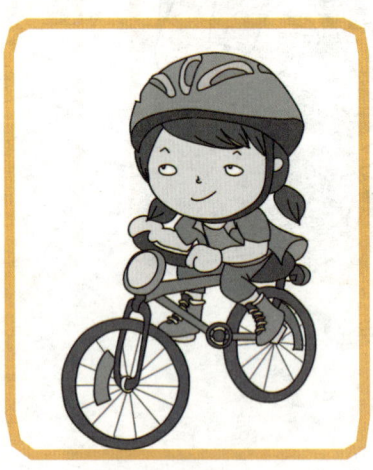
（骑车时配戴安全设备）

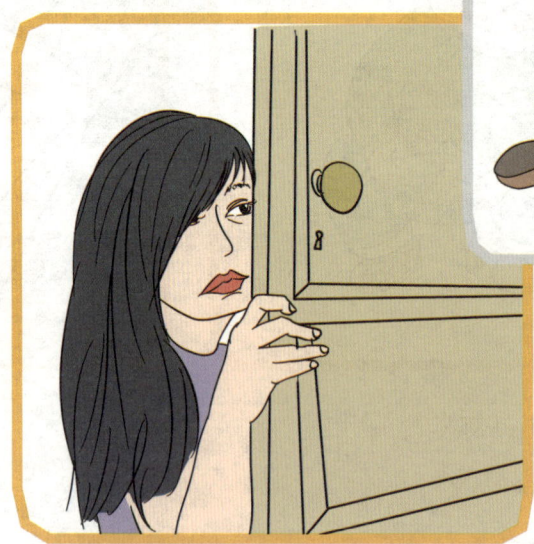
（不给陌生人开门）

第五章
情绪与行为管理中级训练项目

训练方法示例

示例 3

"说出 5 种危险／安全行为"。

小档案	
训练时长	
辅助情况	

示例 4

给患者一张情境图片,并问患者"这是危险行为还是安全行为?"以及"为什么?"如果是危险行为,则问患者"怎么做是安全行为?"。

小档案	
训练时长	
辅助情况	

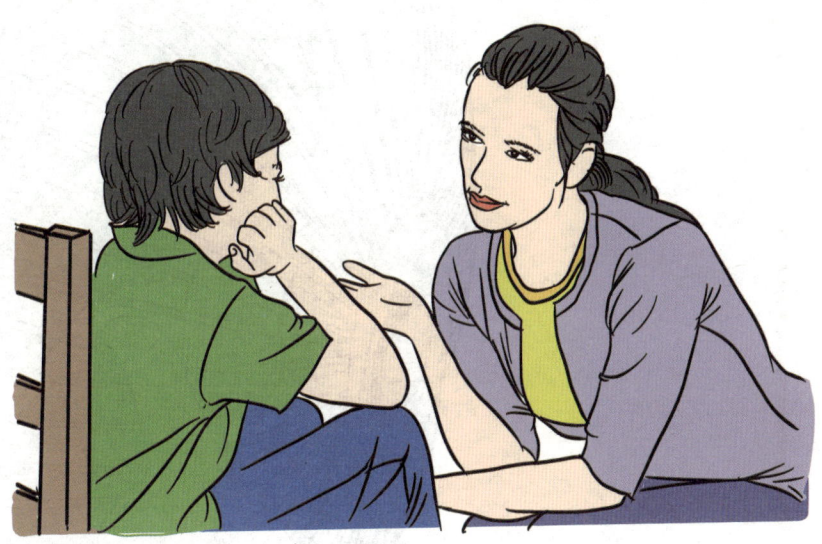

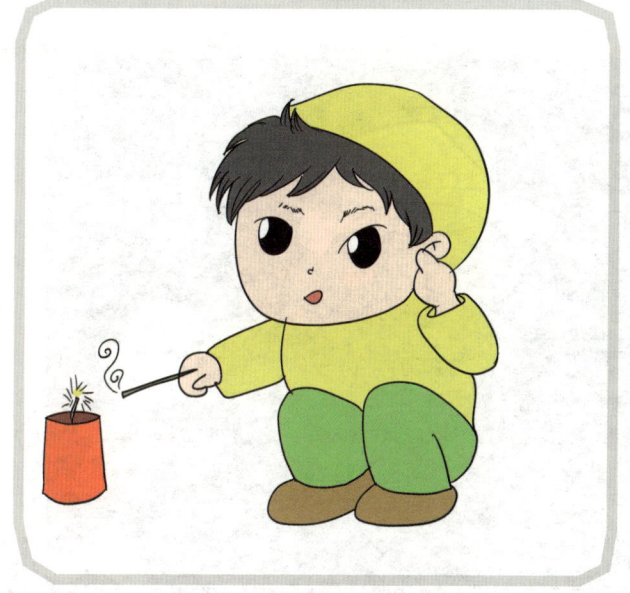

(放鞭炮)

99

情绪和行为管理训练实务

训练方法
示例

示例 5

给患者一张情境图片,并问患者"这是危险行为还是安全行为"以及"为什么"。如果是危险行为,则问患者"怎么做是安全行为"。

小档案	
训练时长	
辅助情况	

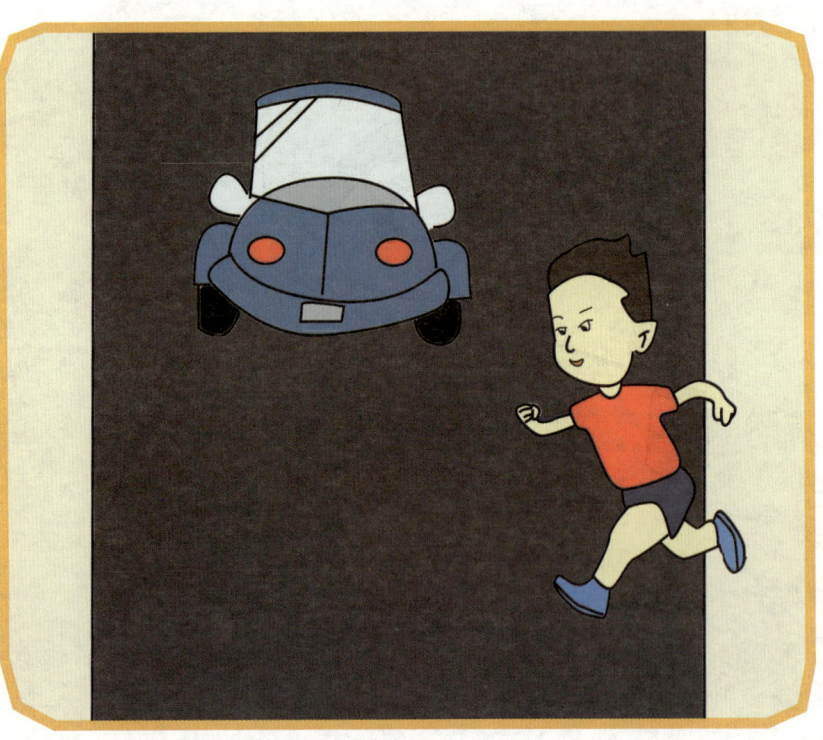

示例 6

给患者一张情境图片,并问患者"这是危险行为还是安全行为"以及"为什么"。如果是危险行为,则问患者"怎么做是安全行为"。

小档案	
训练时长	
辅助情况	

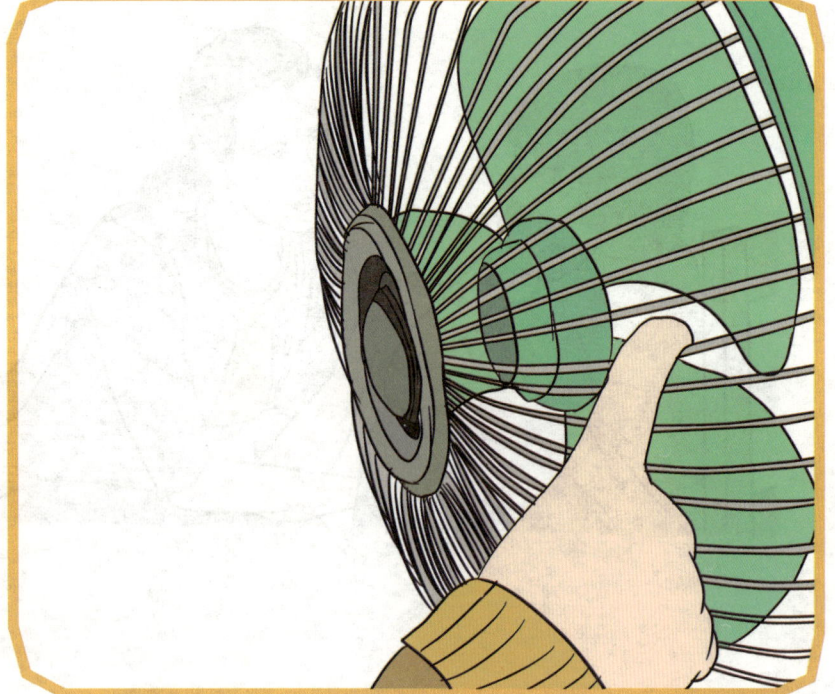

100

第五章 情绪与行为管理中级训练项目

泛化到教室

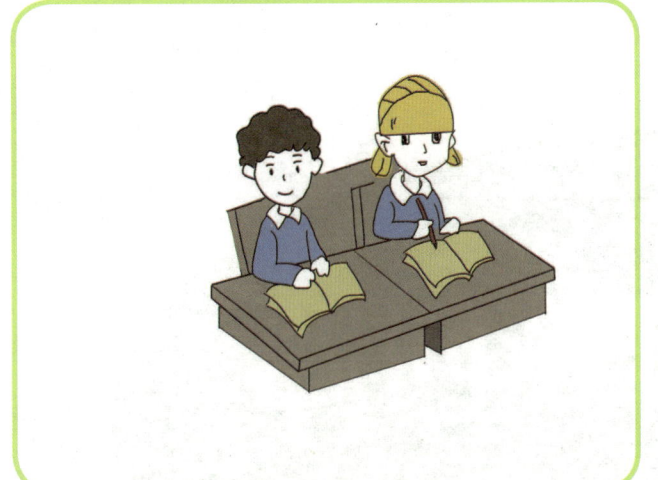

泛化到卧室

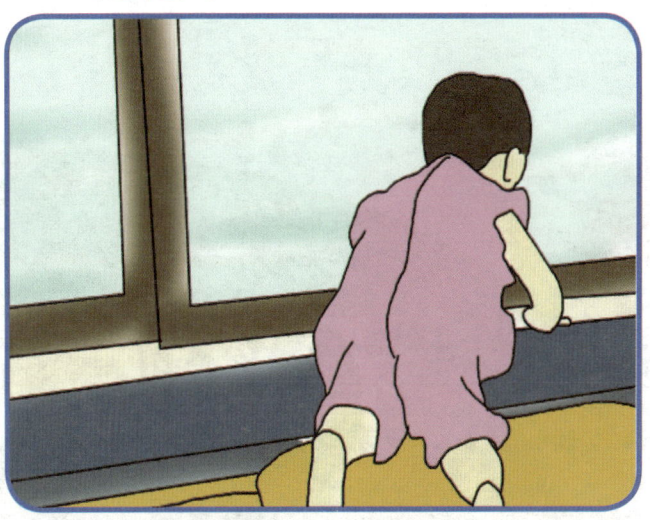

泛化到客厅

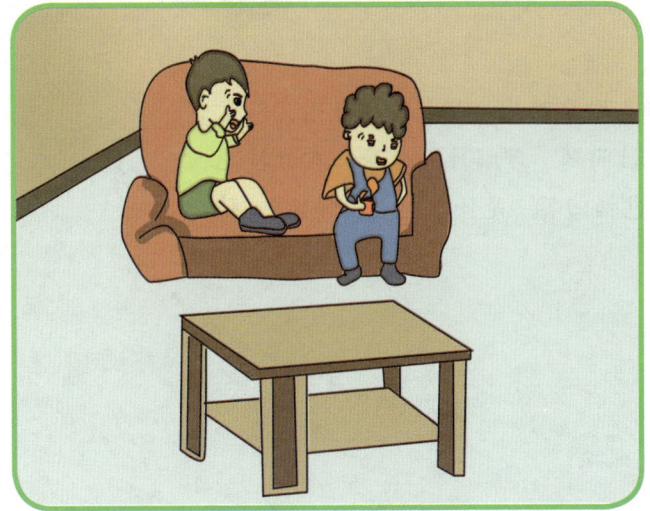

泛化到室外

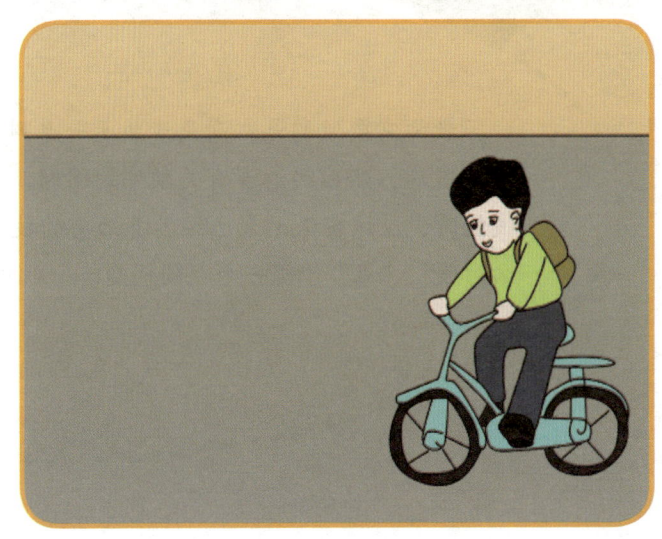

情绪和行为管理训练实务

06 看图片回答问题

教师需要做的是：向患者展示一系列的行为指导图片，或者故事性图片、常识性图片，然后问患者有关数字的问题、常识性问题、理解性问题等。在教授此技能时，应该确保患者已经具备必要的技能，包括回答"是什么""在哪里""什么时候""谁""哪一个"的问题。

第五章
情绪与行为管理中级训练项目

教学材料

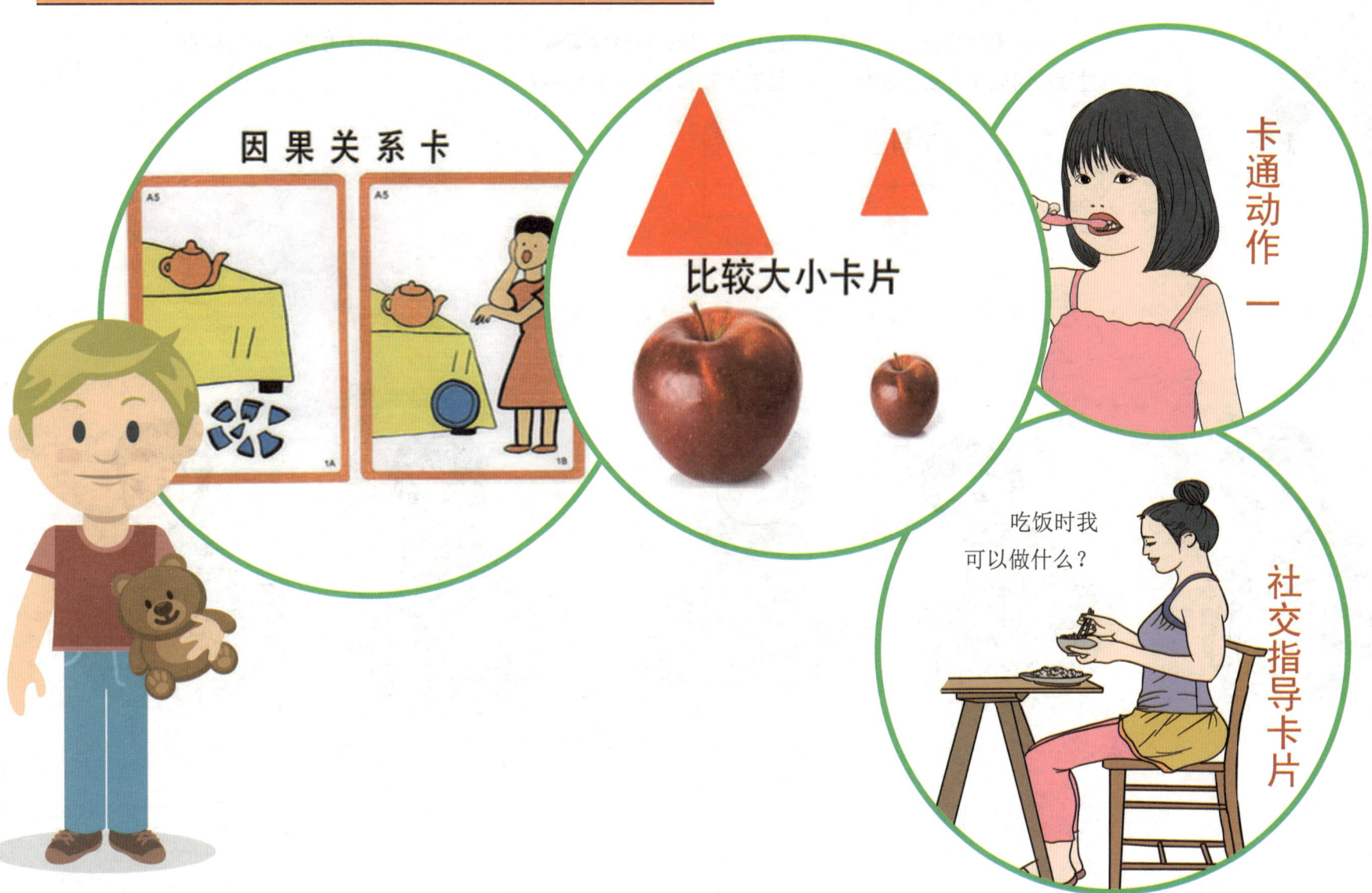

因果关系卡

比较大小卡片

卡通动作一

吃饭时我可以做什么？

社交指导卡片

情绪和行为管理训练实务

训练方法示例

示例 1

向患者讲解行为指导卡，然后提问①什么时候需要洗手？②洗手需要几个步骤？③洗手的过程中用到了什么？④什么时候挽衣袖？⑤为什么要洗手？

小档案	
训练时长	
辅助情况	

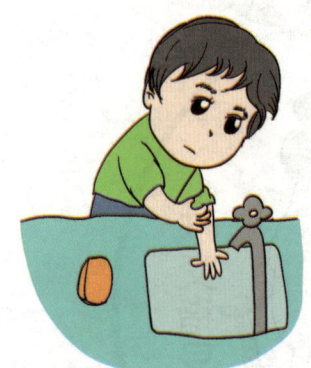 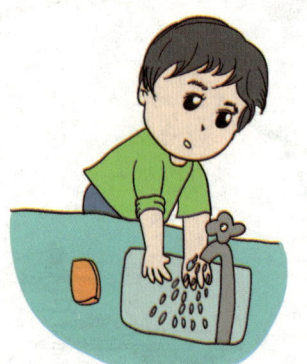 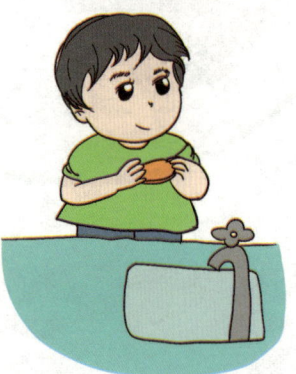 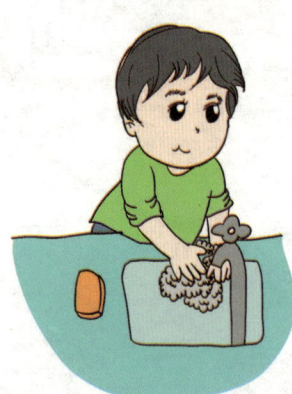 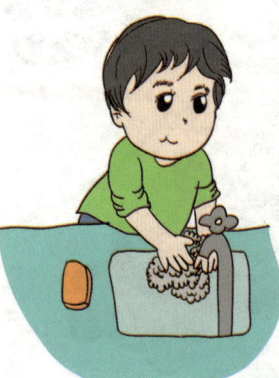

第五章
情绪与行为管理中级训练项目

训练方法示例

示例 2

向患者展示图片,并向患者提问有关数字的问题。

小档案	
训练时长	
辅助情况	

示例 3

向患者展示图片,并向患者提问常识性的问题。

小档案	
训练时长	
辅助情况	

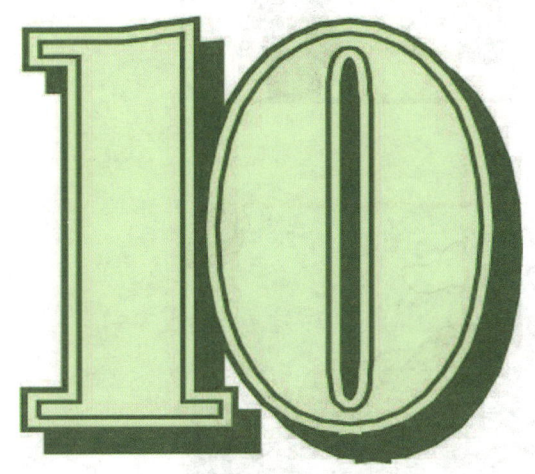

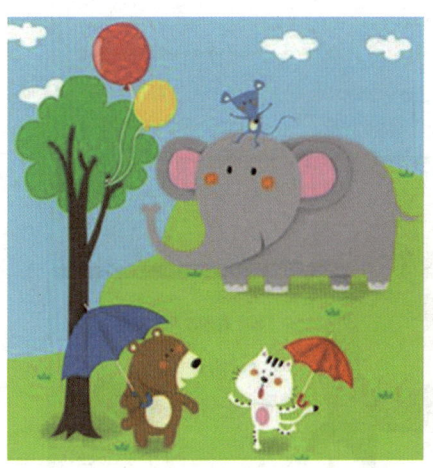

动物园里真热闹啊,图中共有几只动物?

图中体型最大的动物是哪个?体型最小的是哪个?

105

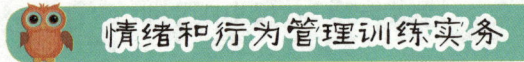

泛化到教室

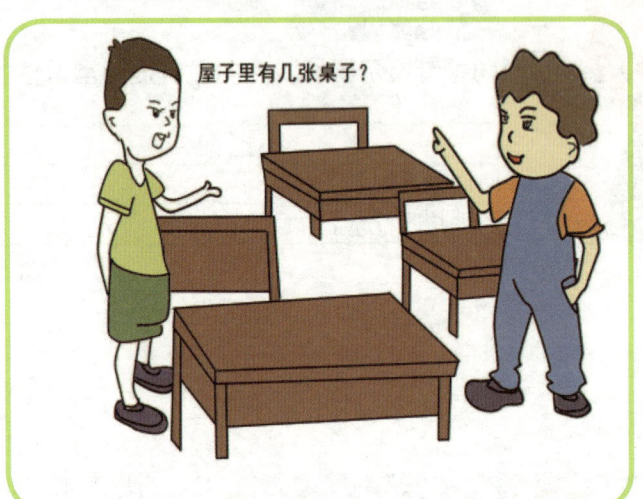

泛化到卧室

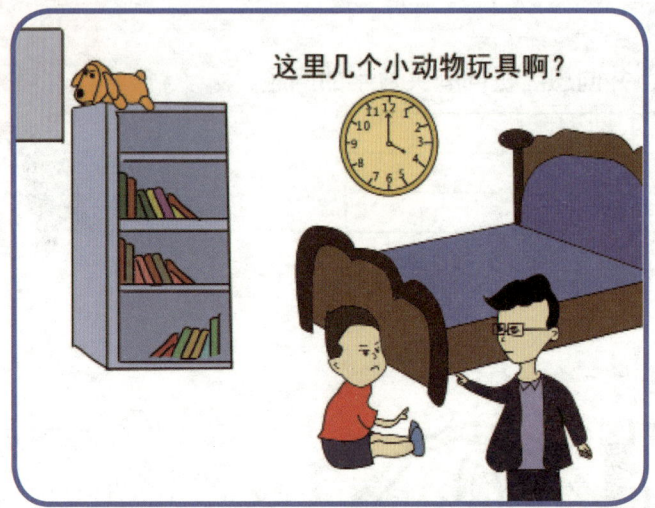

泛化到客厅

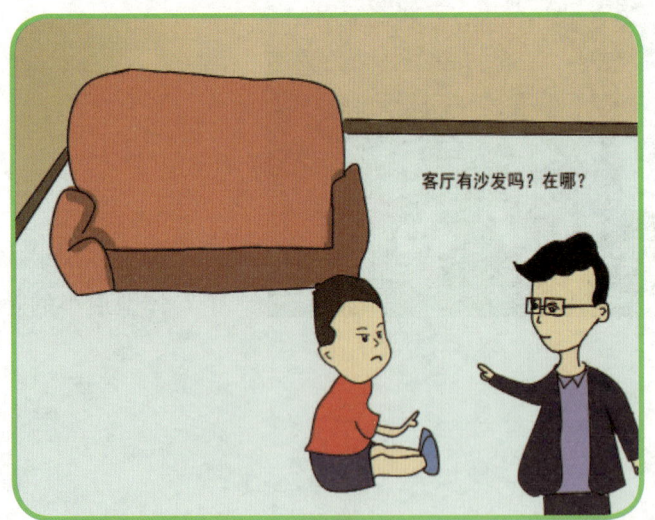

泛化到室外

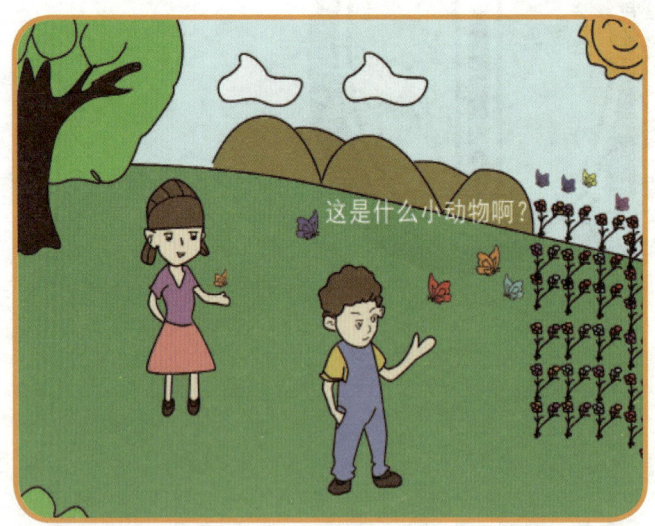

07 自私行为和奉献行为

教师需要做的是：给患者 5～10 张卡片，让患者进行分类，分出自私行为和奉献行为；也可以让患者举例说出 5 个自私行为/奉献行为；或者向患者描述一种情境，问患者"这是自私行为还是奉献行为"以及"为什么"。患者要做的：正确分类图片，正确举例，或正确回答问题。在开展此项训练时，确保患者已经掌握分类技能。

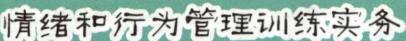

教学材料

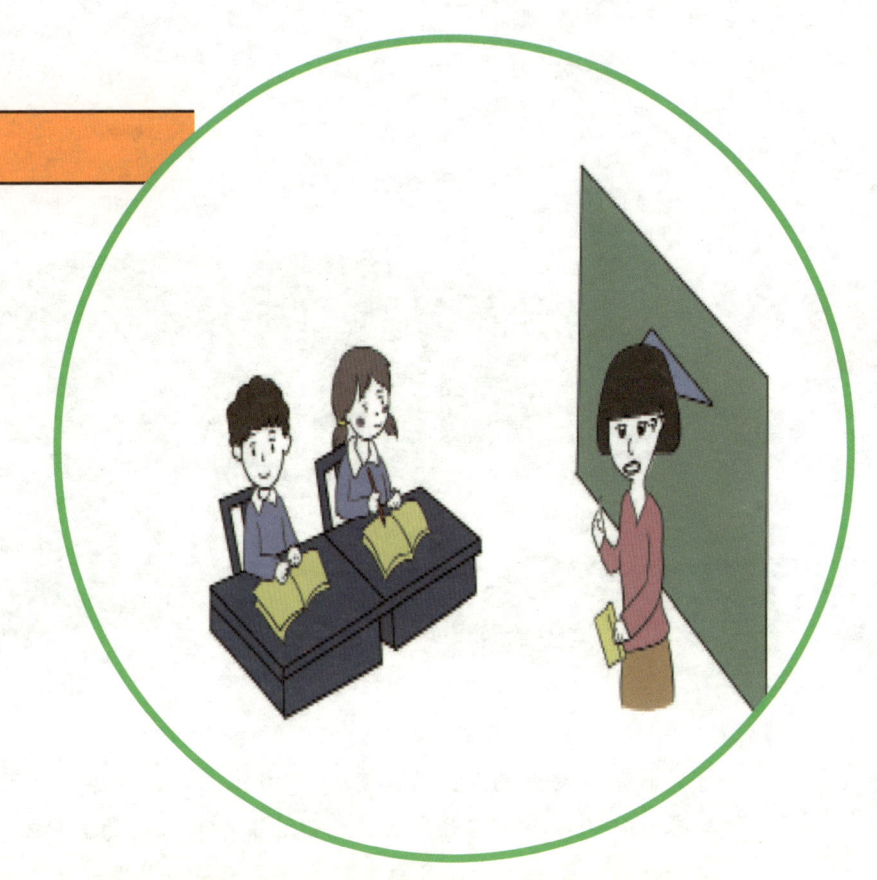

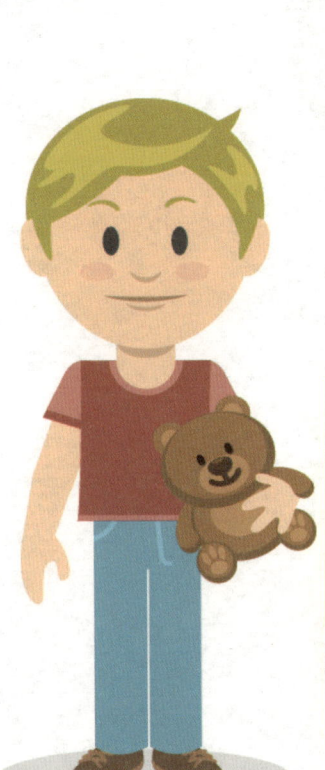

	自私行为	奉献行为
定义	①行为上主要考虑自己想做什么；②做的事情只是让自己感觉高兴；③有时候会很专横，甚至伤害到别人	①为他人考虑；②他人遇到困难时，会提供帮助；③与他人合作；④与他人一起讨论；⑤与他人共享；⑥做的事情是为了他人开心
举例	对他人做鬼脸，说他人坏话，在课堂上打扰他人，抢占他人的位置，打断他人讲话，无视他人的求助等	关心他人，与他人分享食物和玩具，帮助他人，为他人捡东西，替他人开门，给他人让座位，进行义务劳动等

第五章
情绪与行为管理中级训练项目

训练方法示例

示例 1

展示给患者 3 张卡片,然后说"指出自私行为"。

小档案	
训练时长	
辅助情况	

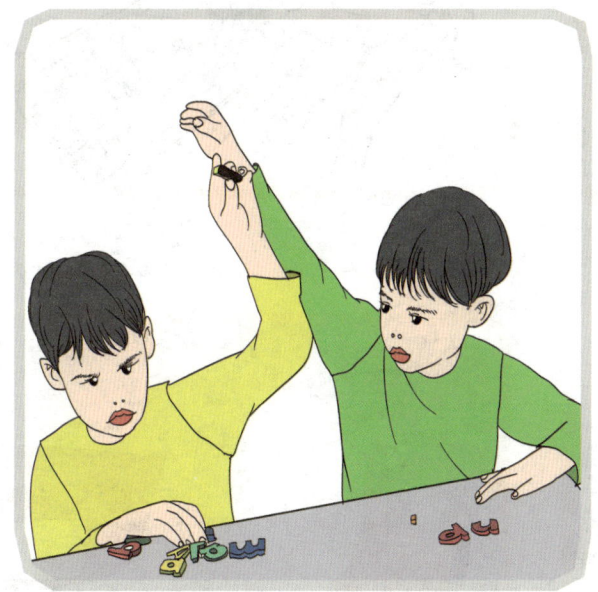

(抢他人玩具)

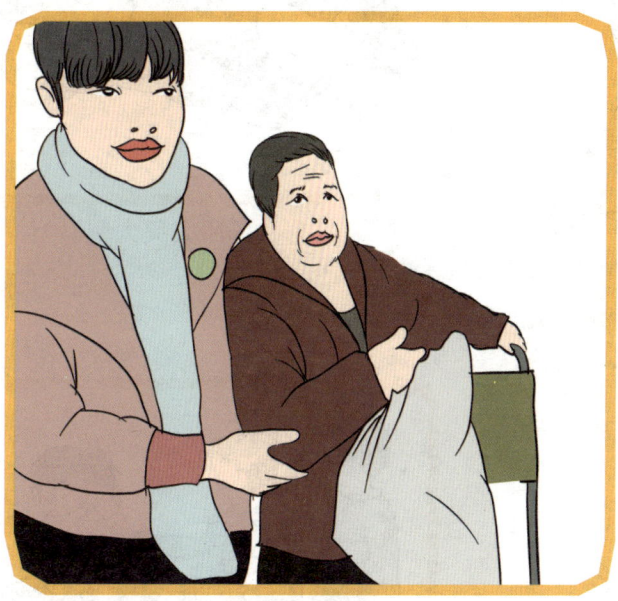

(给他人让座位)

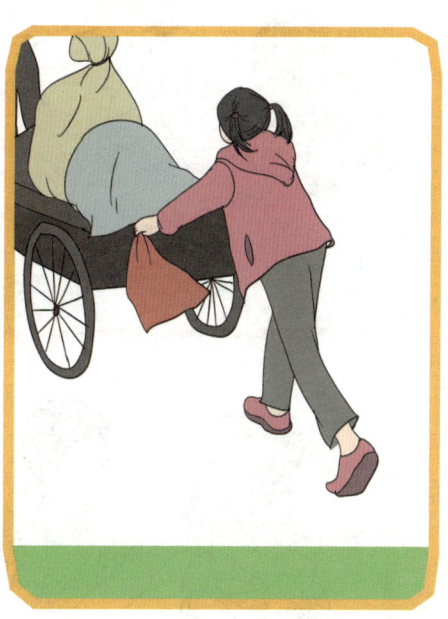

(帮他人推车)

情绪和行为管理训练实务

训练方法示例

示例 2

给患者 6 张卡片，让患者进行分类，说"将自私行为与奉献行为分类"。

小档案	
训练时长	
辅助情况	

（课堂上打扰他人）

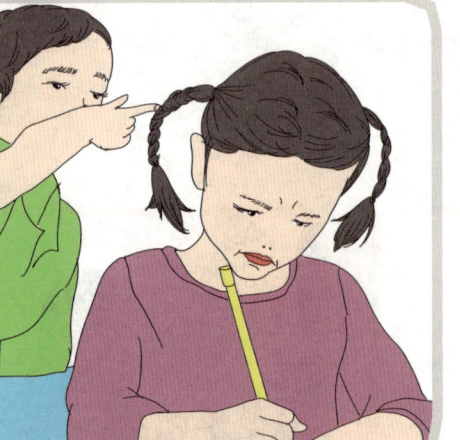

（关心他人）

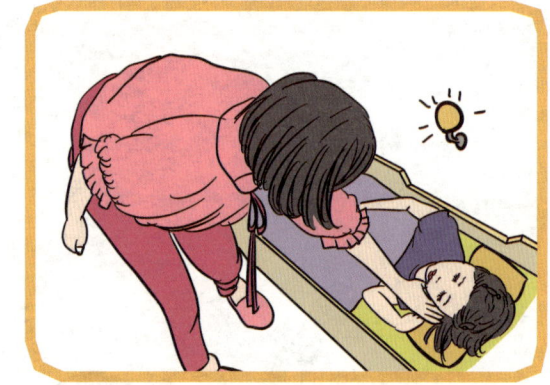

（公共场所大哭大闹）

（乱扔垃圾）

（与他人分享）

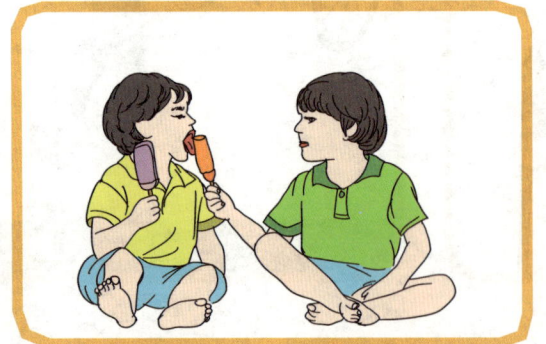

（自觉排队）

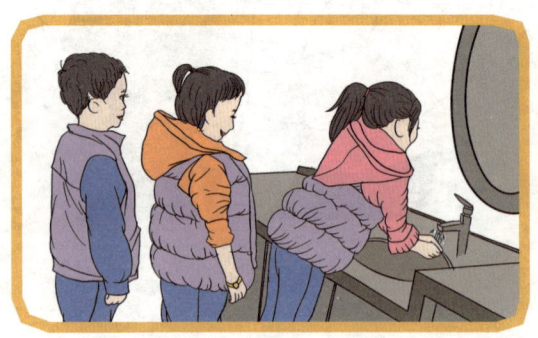

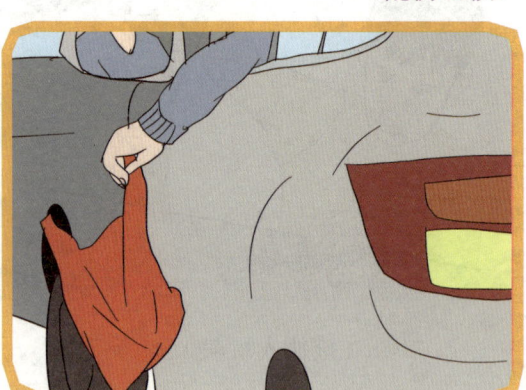

第五章 情绪与行为管理中级训练项目

训练方法示例

示例 3

向患者展示一个场景图片,并问患者"这是自私行为还是奉献行为"以及"为什么"。如果是自私行为,那么问"怎样做才是奉献行为"。

小档案	
训练时长	
辅助情况	

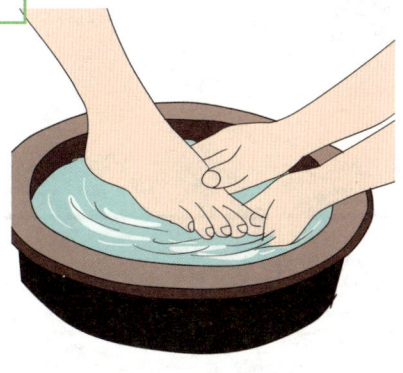

示例 4

向患者展示一个场景图片,并问患者"这是自私行为还是奉献行为"以及"为什么"。如果是自私行为,那么问"怎样做才是奉献行为"。

小档案	
训练时长	
辅助情况	

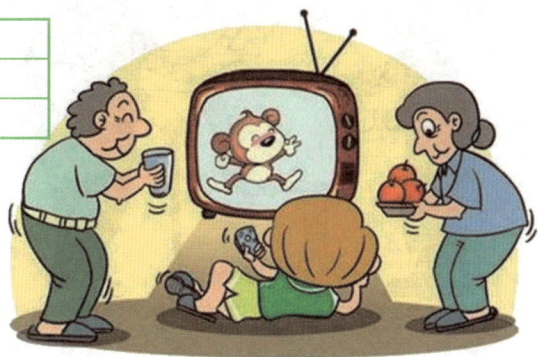

示例 5

向患者展示一个场景图片,并问患者"这是自私行为还是奉献行为"以及"为什么"。如果是自私行为,那么问"怎样做才是奉献行为"。

小档案	
训练时长	
辅助情况	

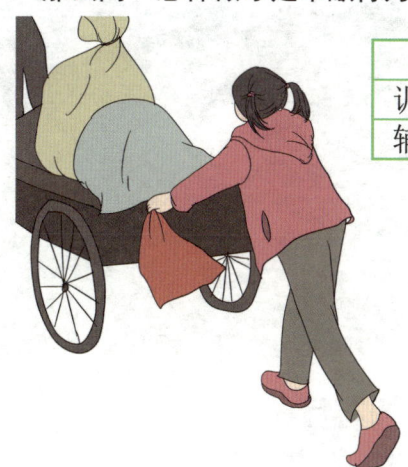

示例 6

向患者展示一个场景图片,并问患者"这是自私行为还是奉献行为"以及"为什么"。如果是自私行为,那么问"怎样做才是奉献行为"。

小档案	
训练时长	
辅助情况	

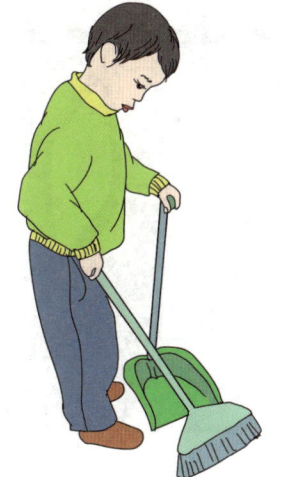

泛化到室外

泛化到商场

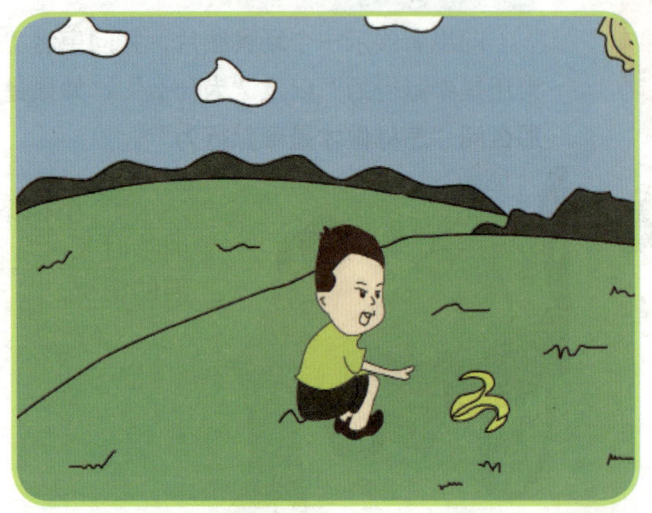
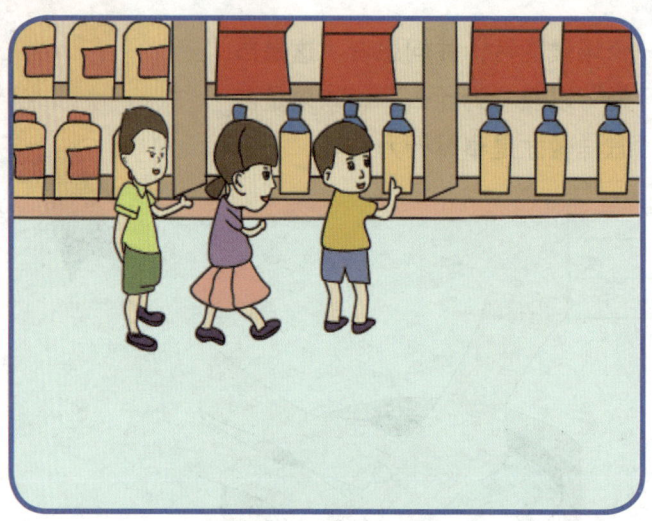

泛化到客厅

泛化到公交车上

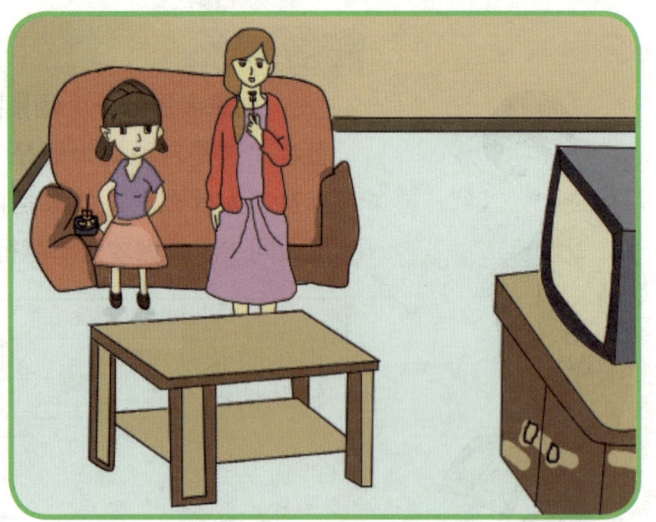
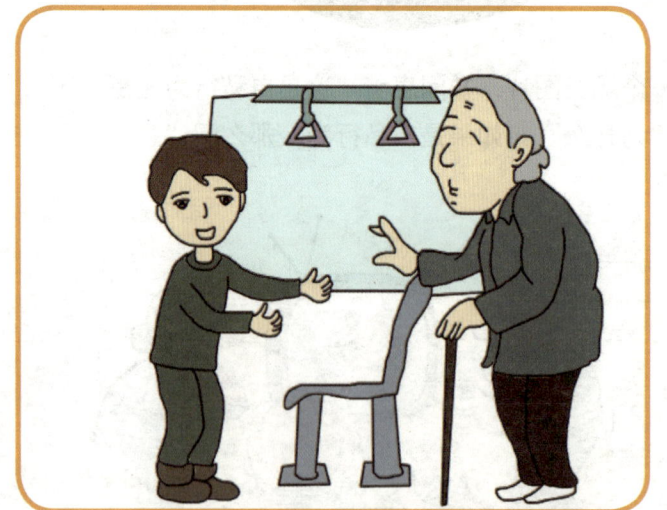

第五章 情绪与行为管理中级训练项目

08 忍受原计划的变动

该技能的训练目的是增强患者的行为控制力。在教授此技能时,应该确保患者已经掌握容忍变化的必要技能,比如等待。通过该技能的训练,患者应该能达到这样一种水平,即:设计一种情景,然后对患者说"由于计划有变,我们不能去***,只能去***",而患者将接受这一未计划的变化。

扫描二维码,打印本技能训练配套表格

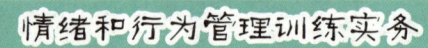

教学材料

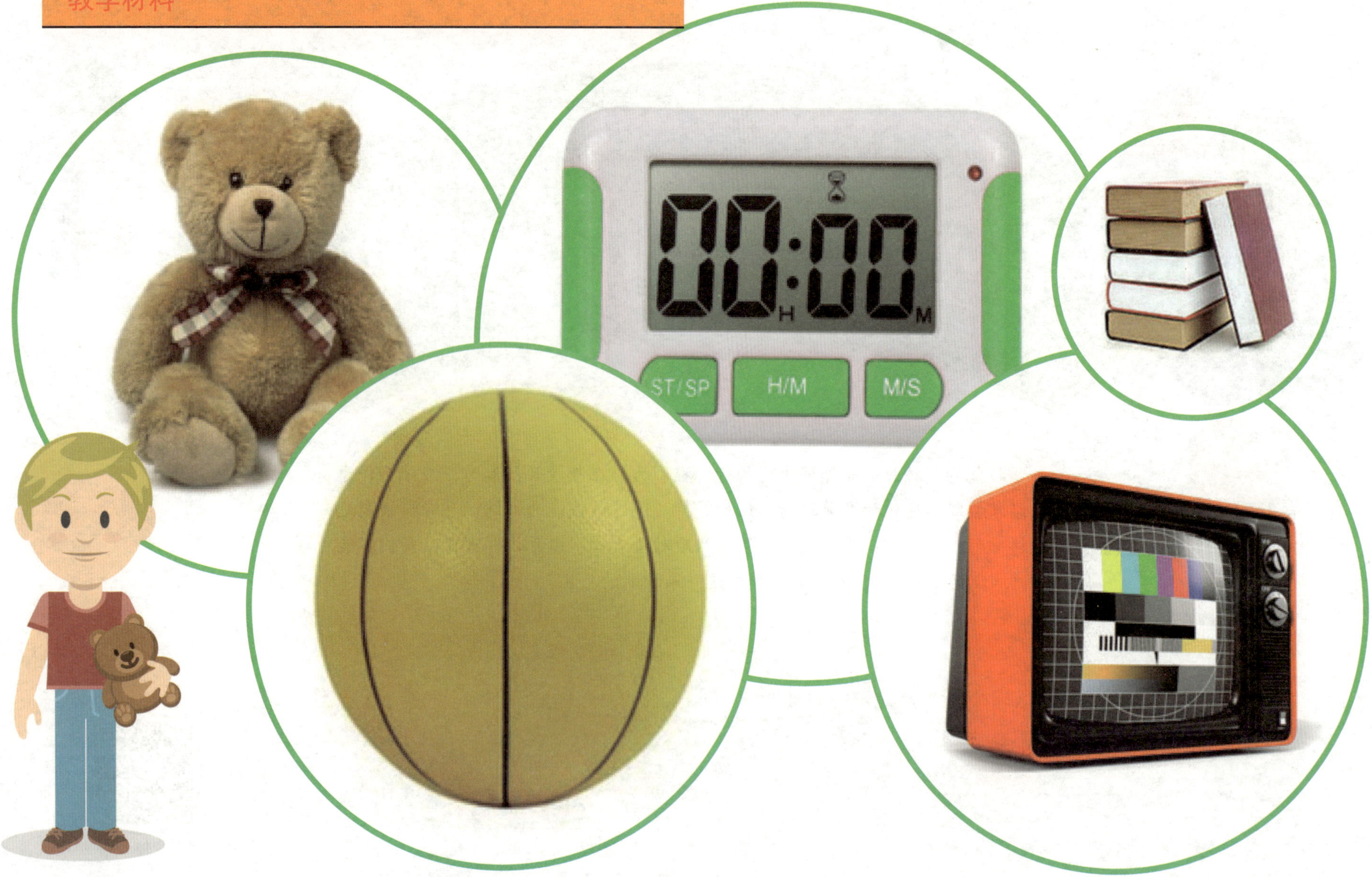

第五章 情绪与行为管理中级训练项目

训练方法示例

示例 1

对患者说"由于计划有变,我们现在不能离开,只能再等 5 分钟"。

小档案	
训练时长	
辅助情况	

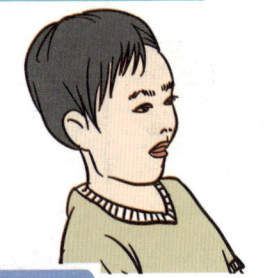

示例 2

对患者说"由于计划有变,我们不能买小熊(患者喜欢的),只能买皮球(患者不喜欢的)"。

小档案	
训练时长	
辅助情况	

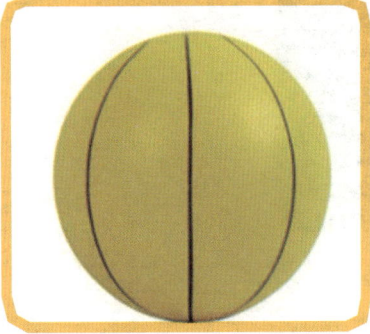 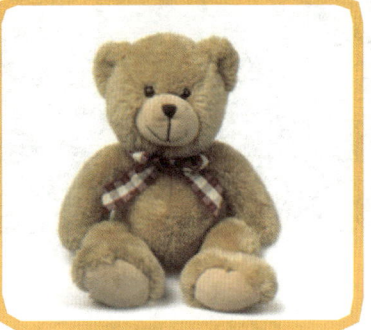

示例 3

对患者说"由于计划有变,现在我们不能玩彩泥(患者喜欢的),只能玩积木(患者不喜欢的)"。

小档案	
训练时长	
辅助情况	

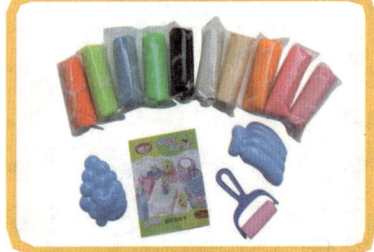 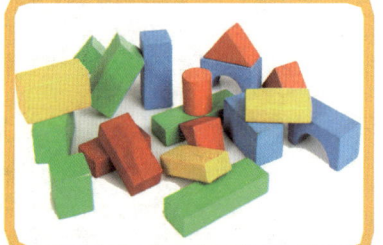

示例 4

对患者说"由于计划有变,现在我们不能去游乐场(患者喜欢的),只能去超市(患者不喜欢的)"。

小档案	
训练时长	
辅助情况	

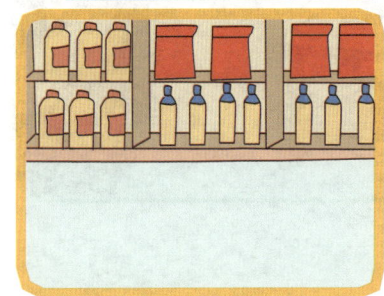 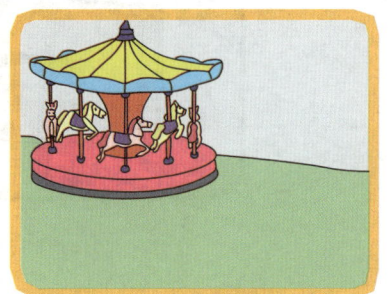

泛化到超市

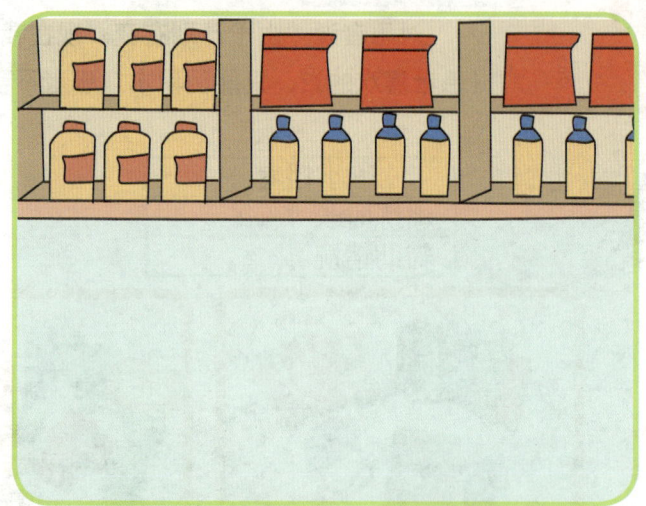

泛化到游乐场

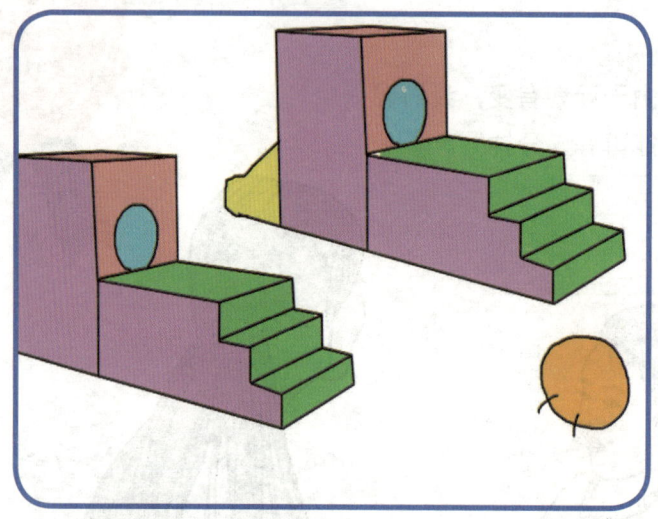

泛化到客厅

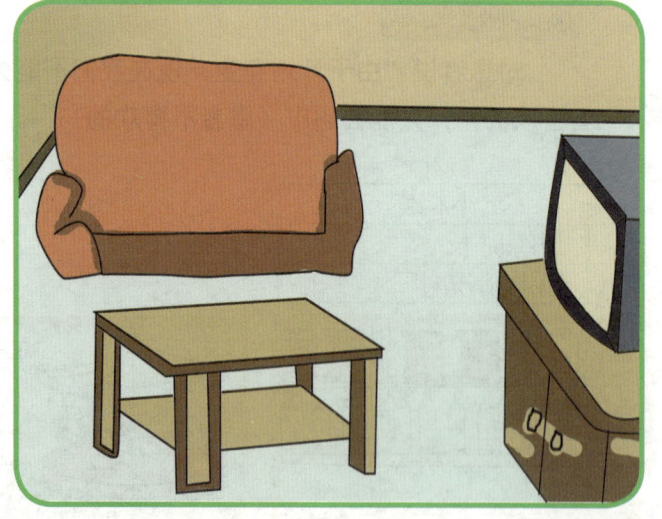

泛化到室外

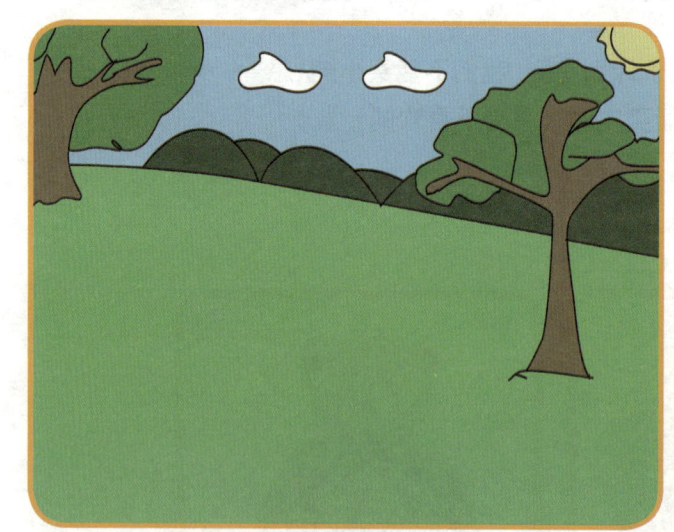

第五章 情绪与行为管理中级训练项目

09 从首选活动过渡到非首选活动

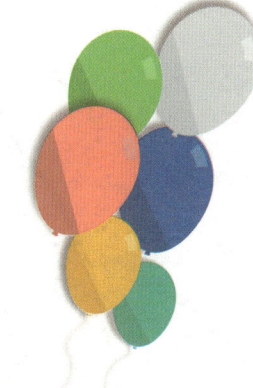

该技能的训练目的是增强患者的行为控制力。在教授此技能时，应该确保患者已经掌握容忍变化的必要技能，比如等待。通过该技能的训练，患者应该能达到这样一种水平，即：当患者正在从事首选活动时，给其指令从事非首选活动，而患者无抵抗地离开首选活动，从事非首选活动。训练过程中使用一个可视化的时间表和计时器辅助过渡可能是有用的。

扫描二维码，打印本技能训练配套表格

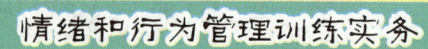

教学材料

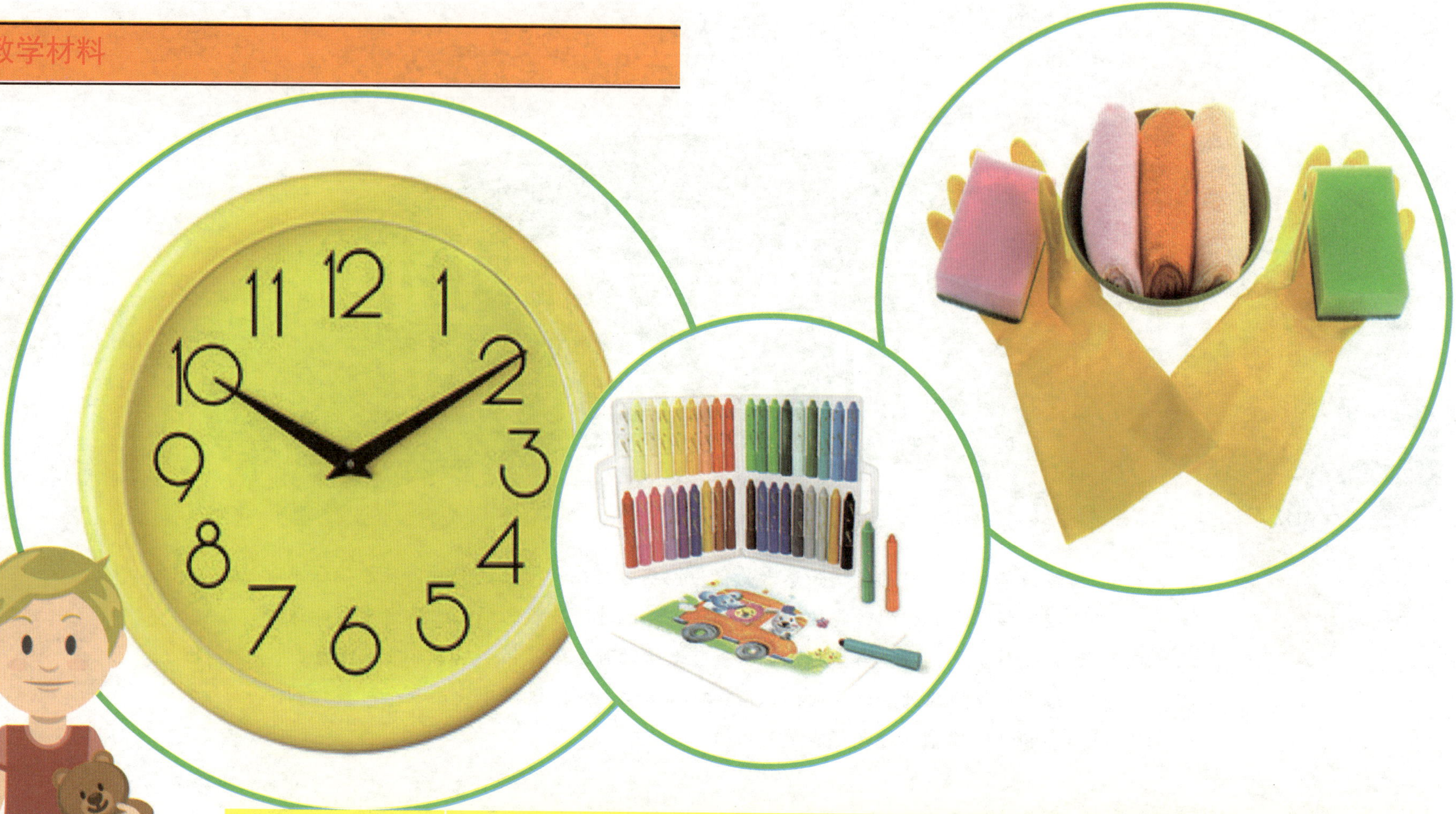

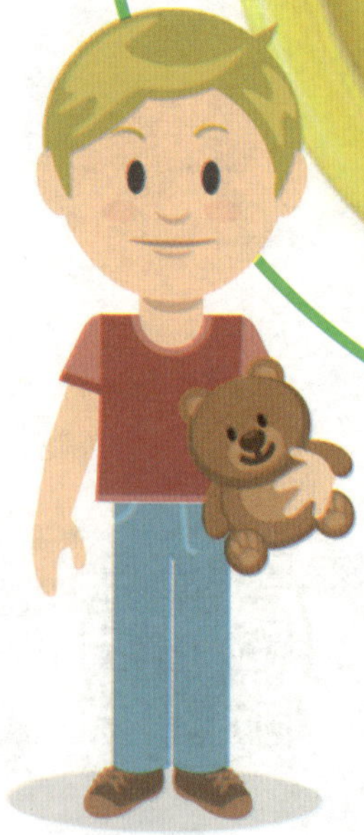

	首选活动	非首选活动
举例	跳蹦床、画画、玩游戏、玩电脑、用 iPad 玩球、玩小汽车、荡秋千、游泳、看电视等	坐在地板上、整理衣物、清理垃圾、收拾物品、洗手、做家务等

第五章 情绪与行为管理中级训练项目

训练方法示例

示例 1

画画（首选活动）场地与整理衣物（非首选活动）场地相距 0.5 米，让患者整理物品 2 分钟。

小档案	
训练时长	
辅助情况	

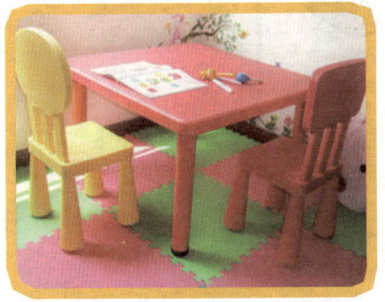 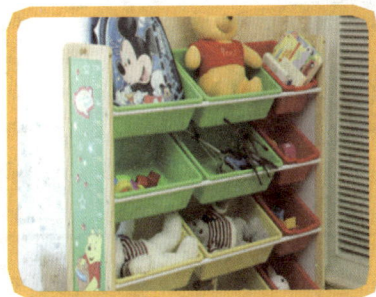

示例 2

玩球（首选活动）场地与跳绳（非首选活动）场地相距 1 米，让患者跳绳 3 分钟。

小档案	
训练时长	
辅助情况	

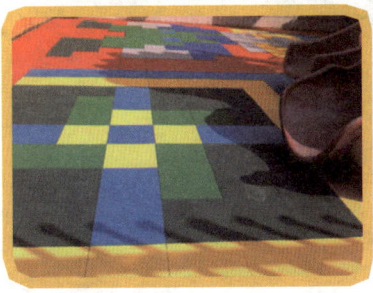 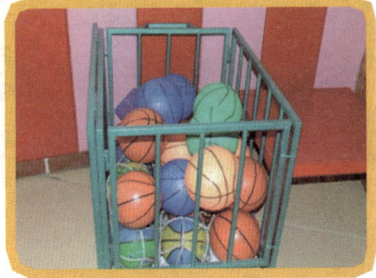

示例 3

滑滑梯（首选活动）场地与打扫（非首选活动）场地不在同一视线内，让患者从事打扫活动 2 分钟。

小档案	
训练时长	
辅助情况	

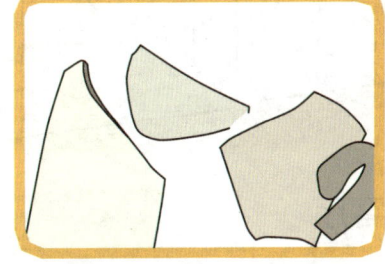 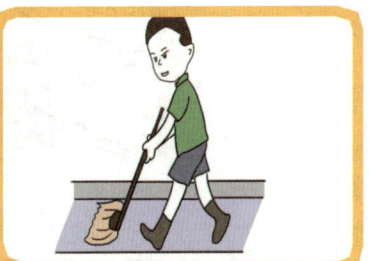

示例 4

看电视（首选活动）场地与双杠（非首选活动）场地不在同一视线内，让患者从事双杠活动 3 分钟。

小档案	
训练时长	
辅助情况	

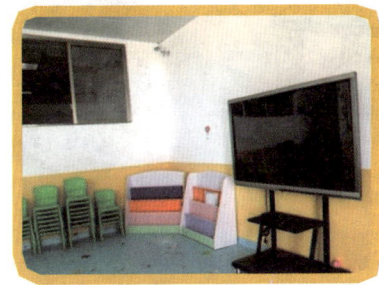 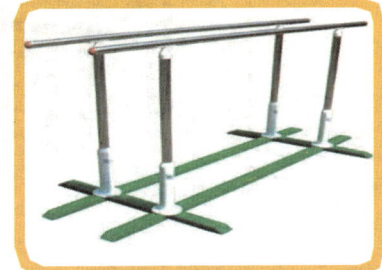

泛化到衣帽间

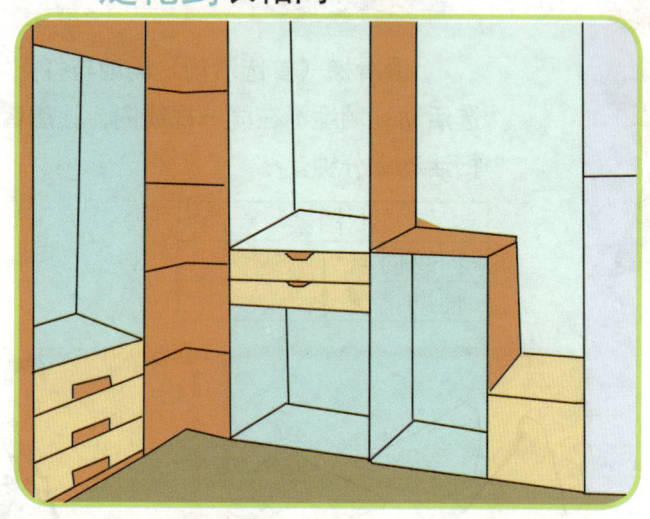

泛化到游乐场

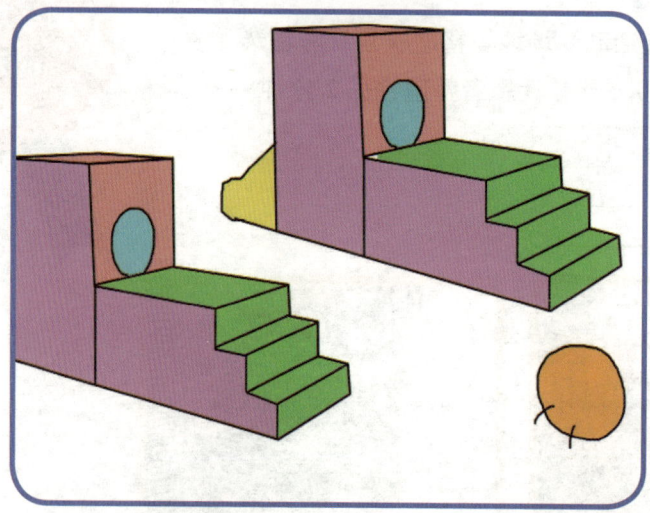

泛化到客厅

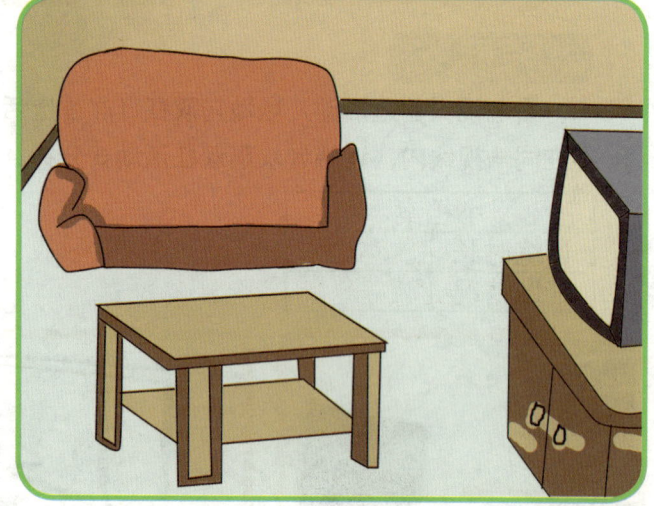

泛化到室外

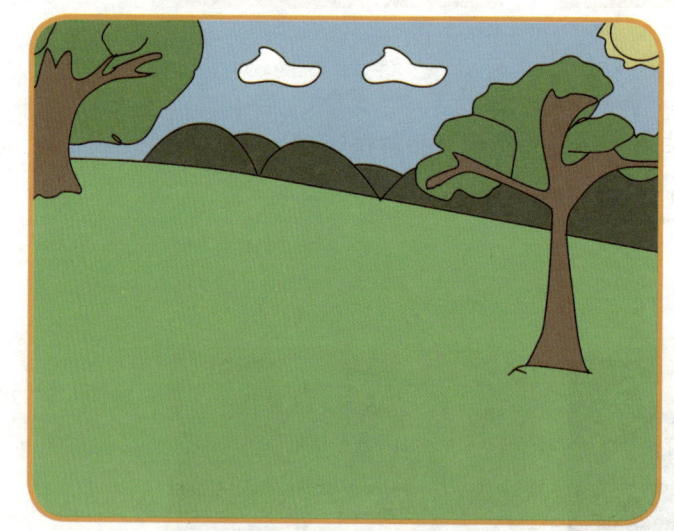

第六章

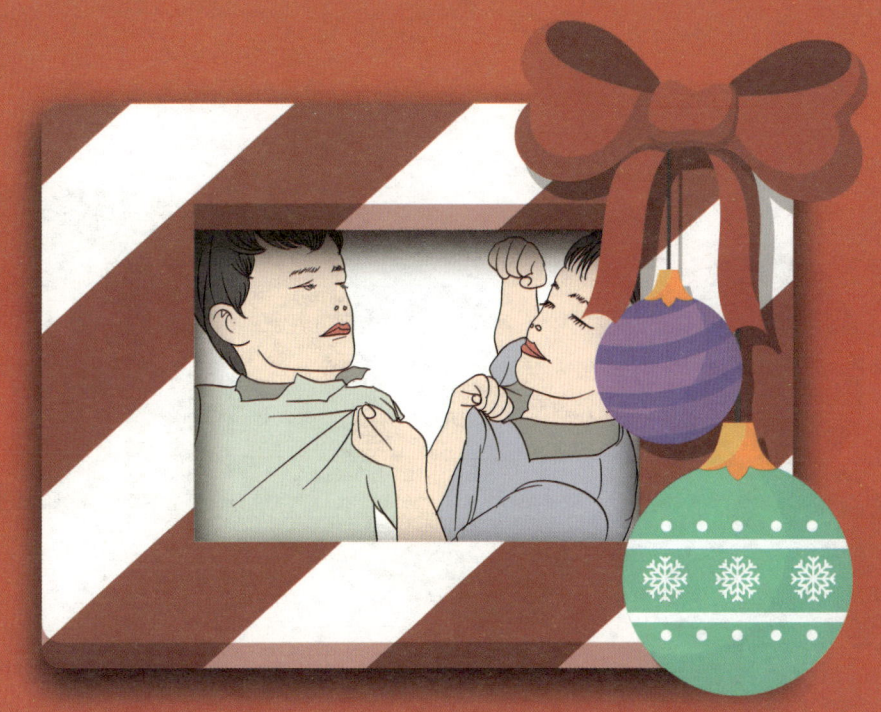

情绪与行为管理高级训练项目

01 对抗行为与让步行为

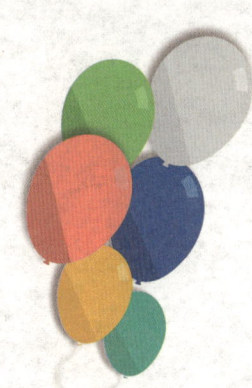

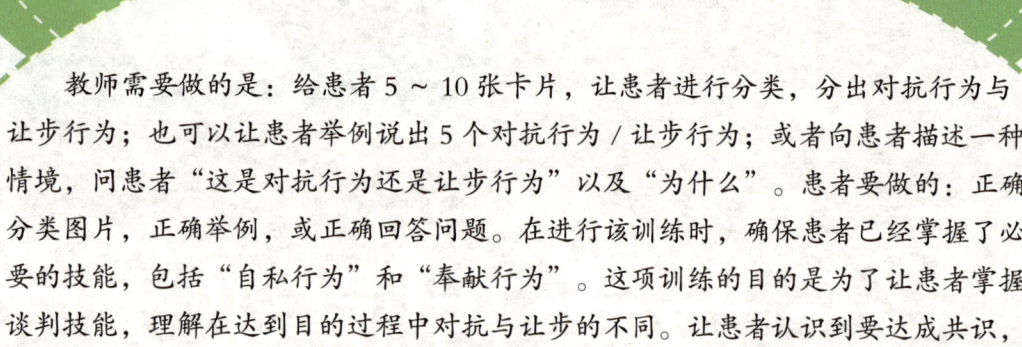

教师需要做的是：给患者5~10张卡片，让患者进行分类，分出对抗行为与让步行为；也可以让患者举例说出5个对抗行为/让步行为；或者向患者描述一种情境，问患者"这是对抗行为还是让步行为"以及"为什么"。患者要做的：正确分类图片，正确举例，或正确回答问题。在进行该训练时，确保患者已经掌握了必要的技能，包括"自私行为"和"奉献行为"。这项训练的目的是为了让患者掌握谈判技能，理解在达到目的过程中对抗与让步的不同。让患者认识到要达成共识，需要双方都进行让步。将该技能推广到自然环境中是非常必要的。

第六章
情绪与行为管理高级训练项目

教学材料

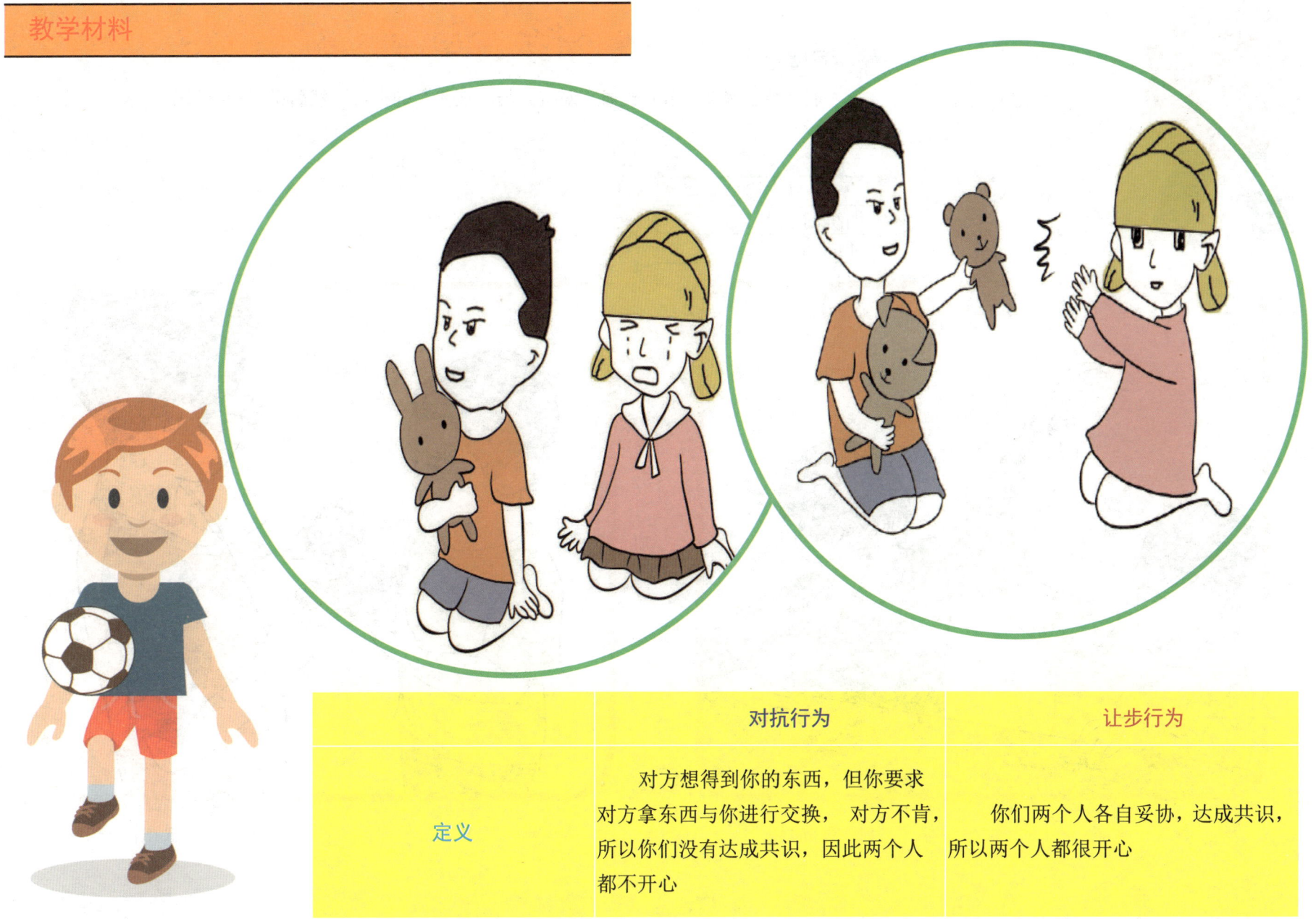

	对抗行为	让步行为
定义	对方想得到你的东西，但你要求对方拿东西与你进行交换，对方不肯，所以你们没有达成共识，因此两个人都不开心	你们两个人各自妥协，达成共识，所以两个人都很开心

123

情绪和行为管理训练实务

训练方法示例

示例 1

展示给患者 2 张分别代表"对抗"与"让步"的卡片,然后说"指出哪个是让步?"。

小档案	
训练时长	
辅助情况	

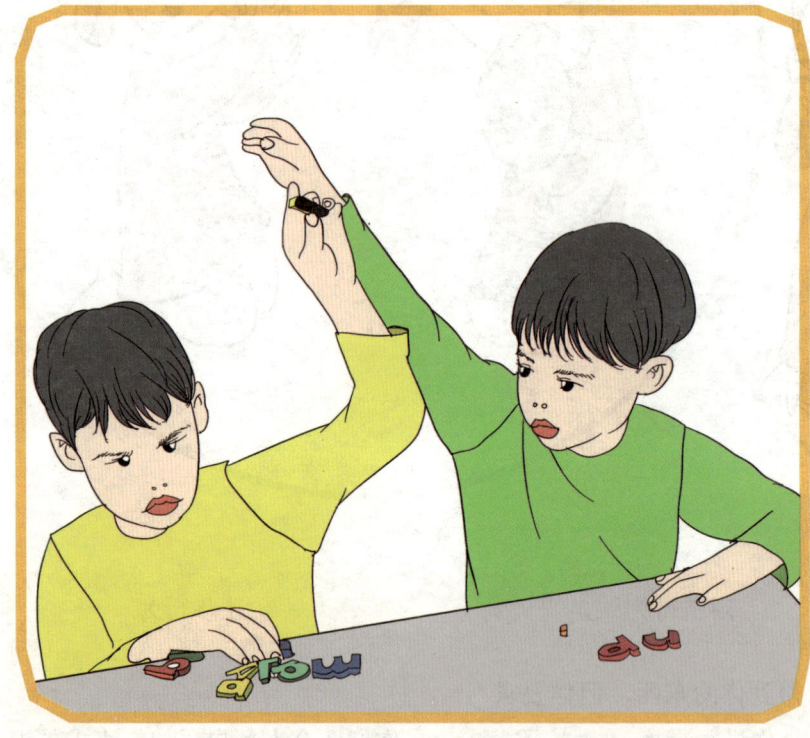

(对抗)

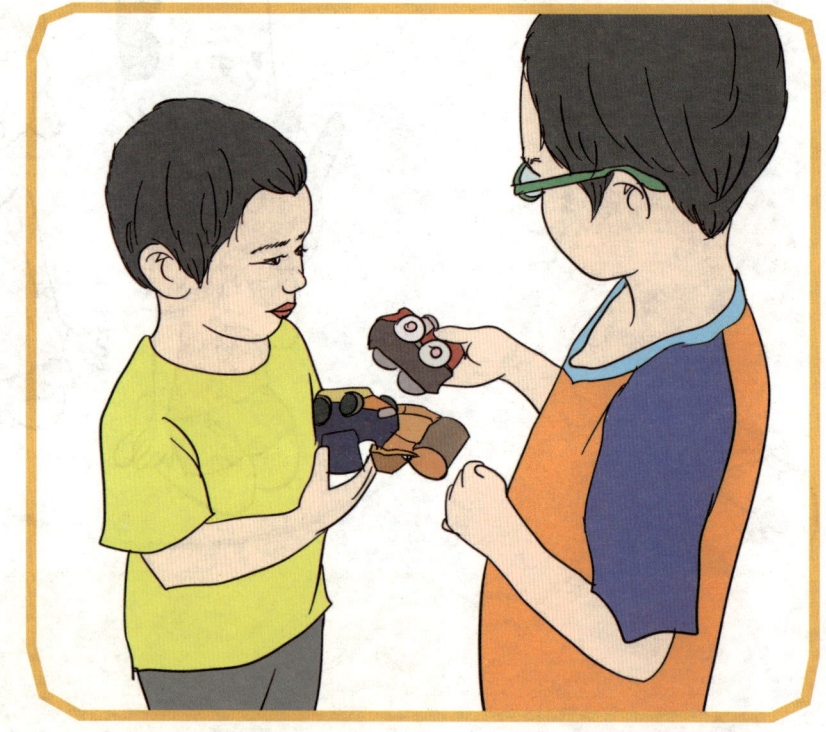

(让步)

第六章
情绪与行为管理高级训练项目

示例 2

问患者"什么是对抗／让步？"。

小档案	
训练时长	
辅助情况	

训练方法
示例

示例 3

对患者说"举出一个对抗／让步的例子"。

小档案	
训练时长	
辅助情况	

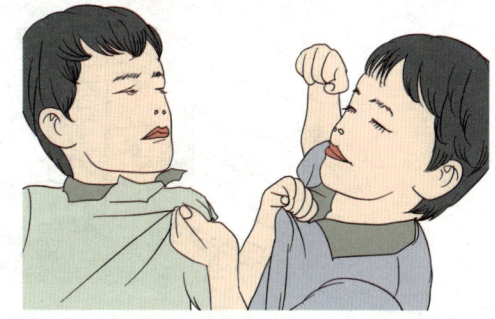

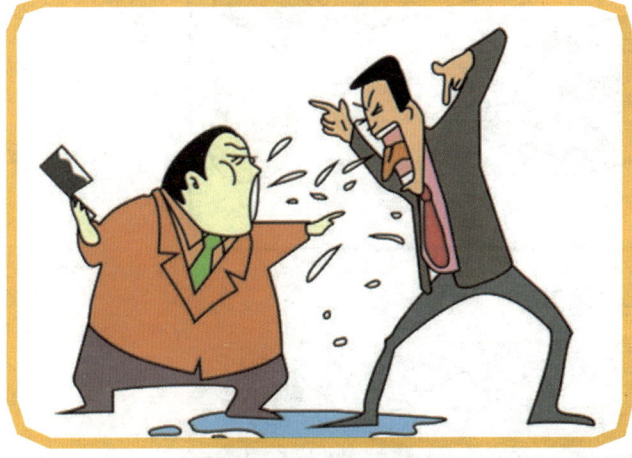

示例 4

给出一个社会场景，并问患者"这是对抗还是让步"以及"为什么"。

小档案	
训练时长	
辅助情况	

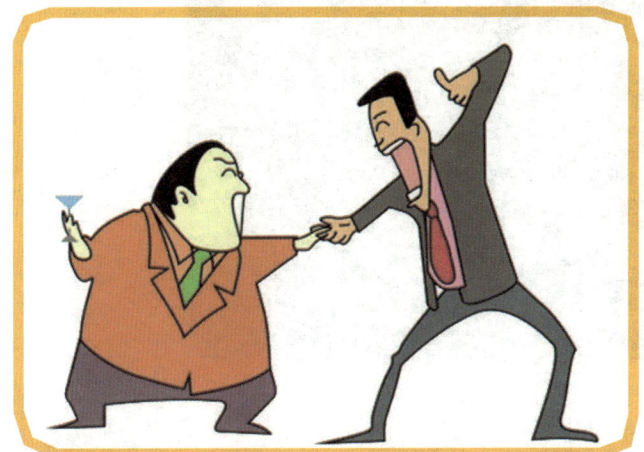

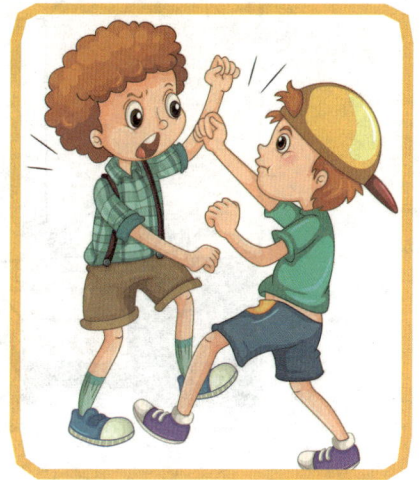

泛化到衣帽间

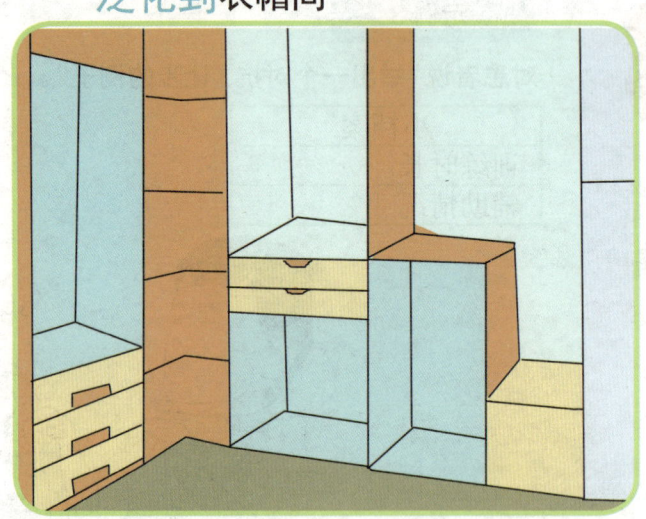

泛化到游乐场

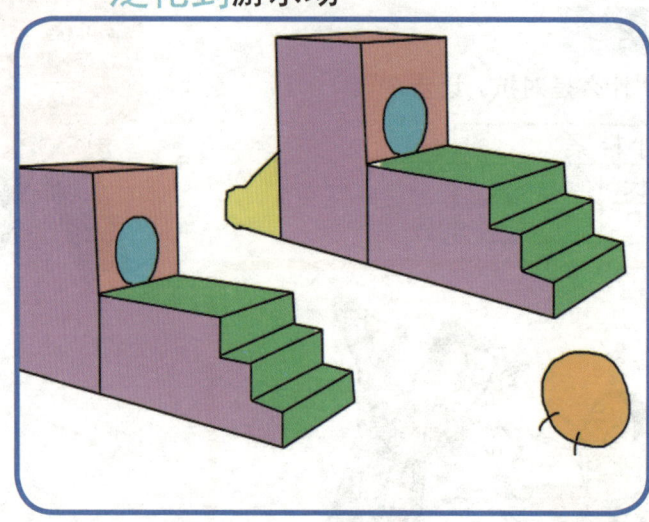

泛化到客厅

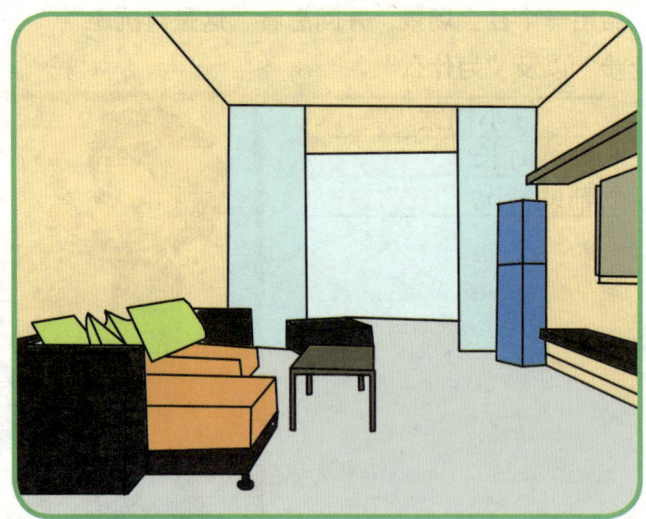

泛化到室外

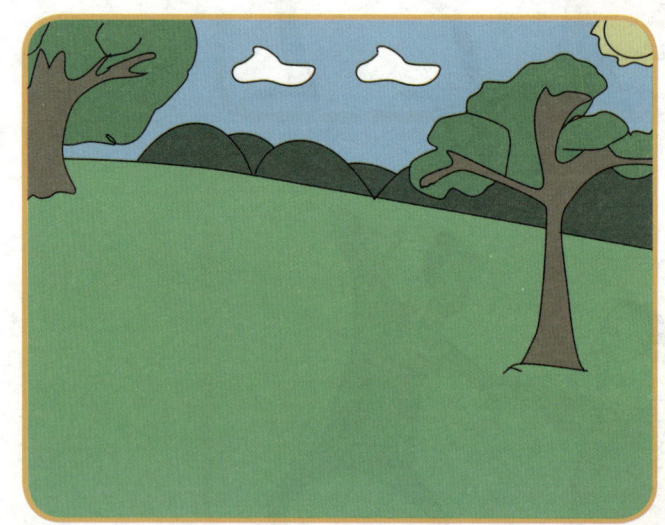

第六章 情绪与行为管理高级训练项目

02 令人厌恶的行为与令人喜爱的行为

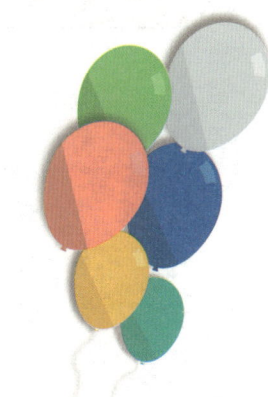

教师需要做的是：给患者5～10张卡片，让患者进行分类，分出令人厌恶的行为与令人喜爱的行为；也可以让患者举例说出5个令人厌恶的行为/令人喜爱的行为；或者向患者描述一种情境，问患者"这是令人厌恶的行为还是令人喜爱的行为"以及"为什么"。患者要做的：正确分类图片，正确举例，或正确回答问题。在进行该训练时，确保患者已经掌握了必要的技能，包括"自私行为"和"奉献行为"。这个技能的目的是让患者认识到什么是令人厌恶的行为，什么是令人喜爱的行为。在训练的过程中，可以对患者自己的行为进行分类。将该技能推广到自然环境中是非常必要的。

扫描二维码，打印本技能训练配套表格

情绪和行为管理训练实务

教学材料

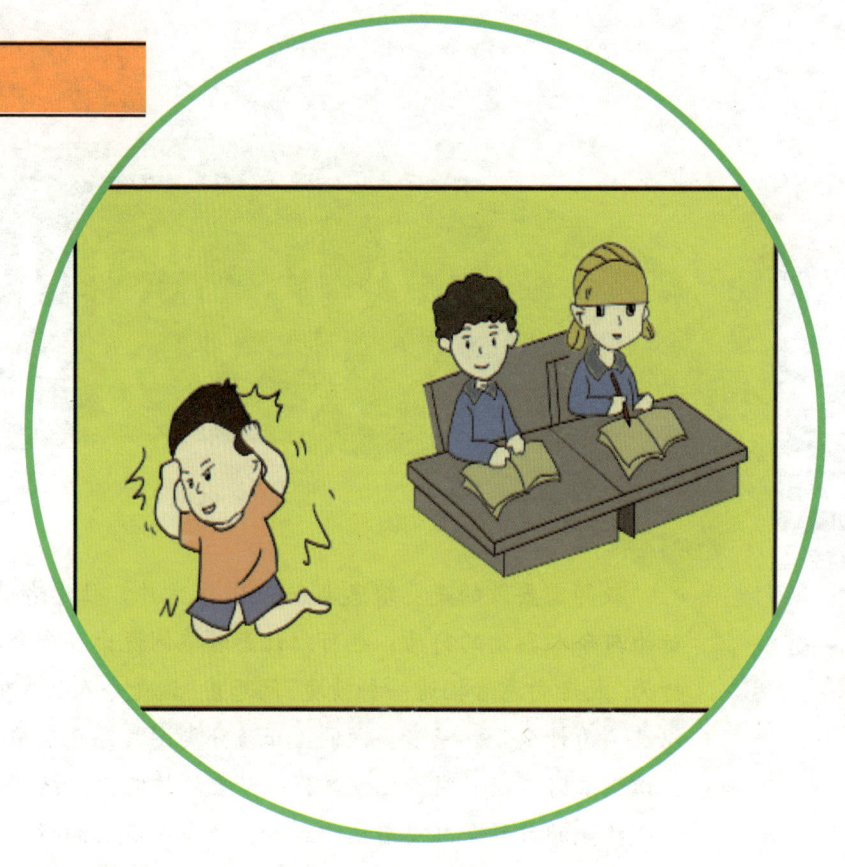

	令人厌恶的行为	令人喜爱的行为
定义	言语或行为令人讨厌，在不合适的情况下过分吸引他人注意等	和被冷落的人一起玩耍，安慰需要安慰的人，做一个替他人考虑的人

第六章 情绪与行为管理高级训练项目

训练方法示例

示例 1

展示给患者 2 张分别代表不同行为的卡片，然后问"哪个是令人厌恶的行为？哪个是令人喜爱的行为？"

小档案	
训练时长	
辅助情况	

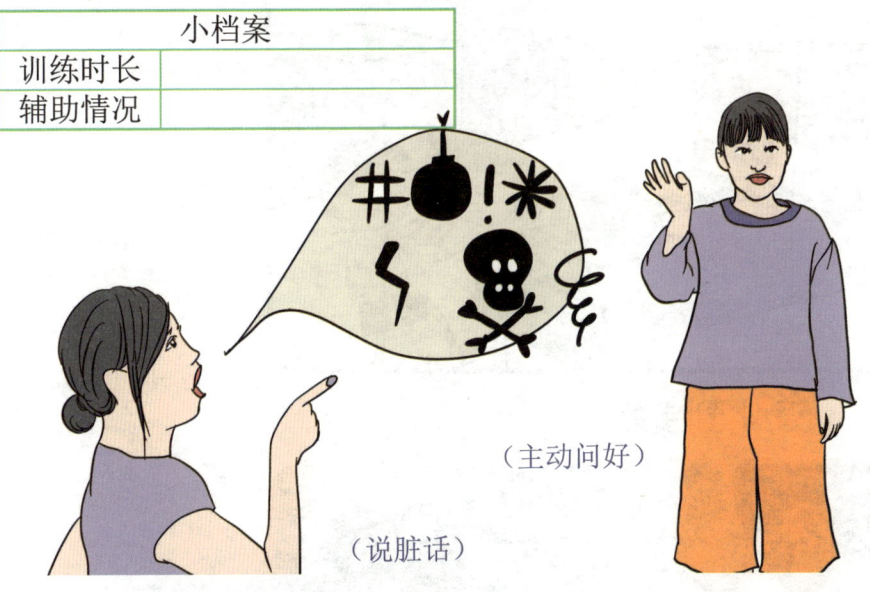

（说脏话） （主动问好）

示例 2

问患者"什么是令人厌恶的行为？"

小档案	
训练时长	
辅助情况	

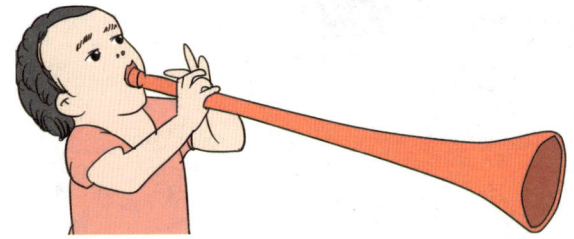

（制造噪音）

示例 3

对患者说"举出一个令人喜爱的行为的例子"。

小档案	
训练时长	
辅助情况	

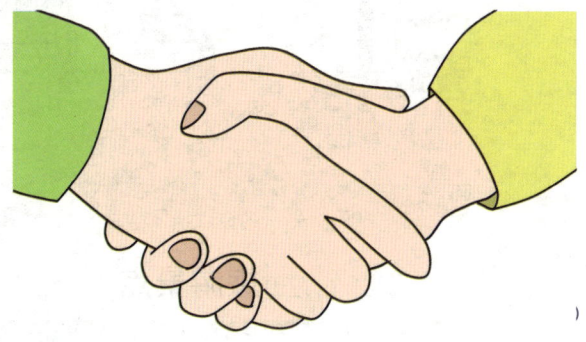

示例 4

给出一个社会场景，并问患者"这种行为是令人厌恶还是令人喜爱？"和"为什么？"

小档案	
训练时长	
辅助情况	

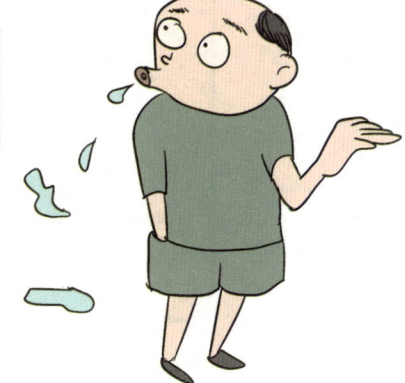

（不讲卫生）

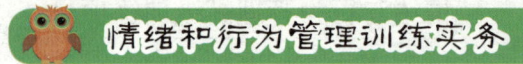

泛化到公交车

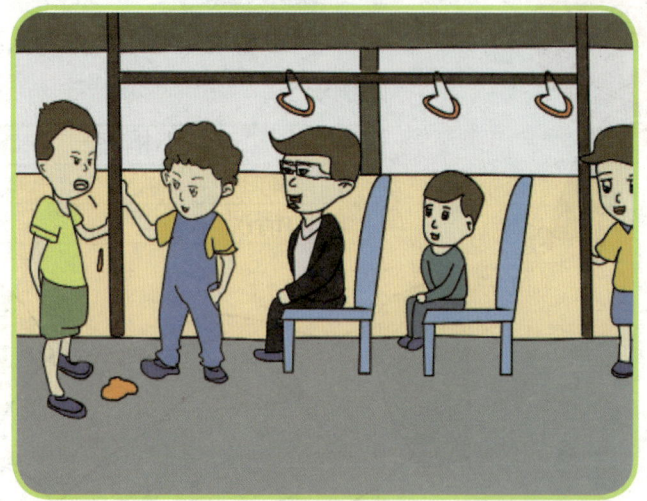

泛化到游乐场

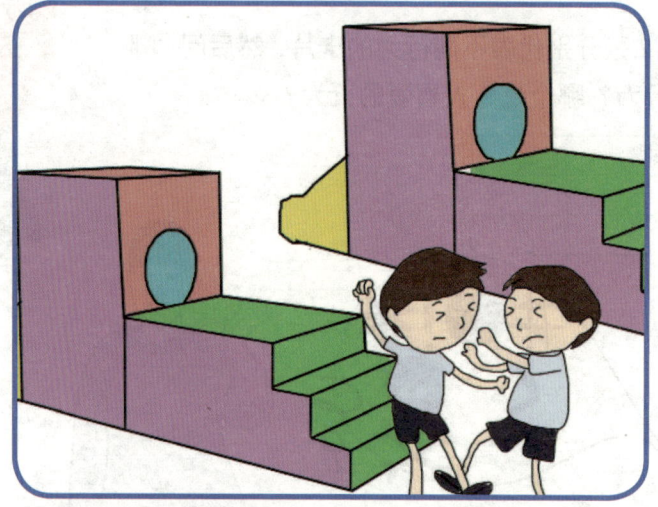

泛化到旅游景点

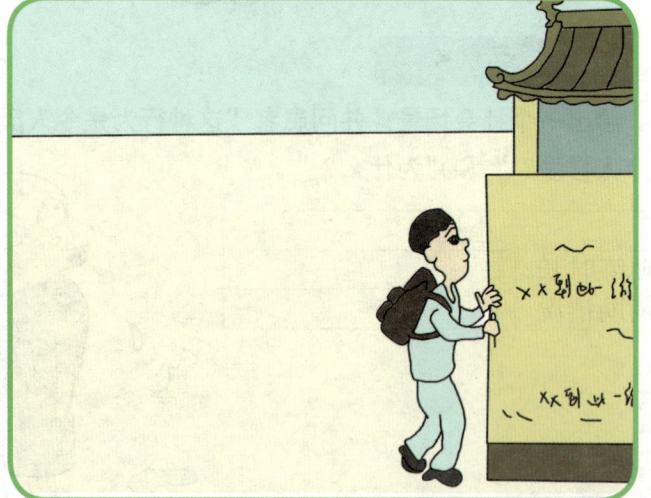

泛化到室外

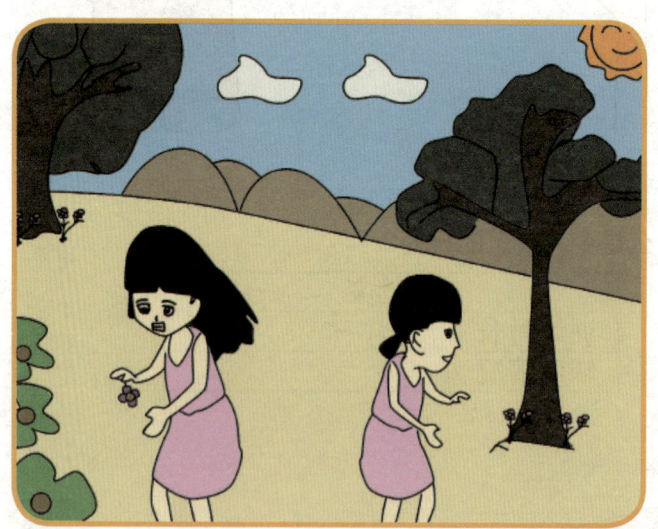

第六章 情绪与行为管理高级训练项目

03 关灯睡觉

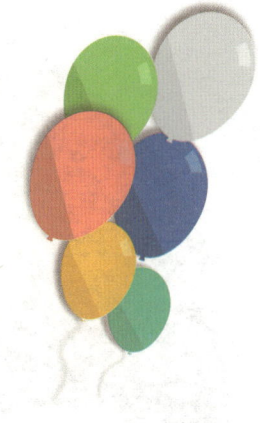

本技能采用系统脱敏训练法，训练的目的是使患者可以接受关灯睡觉。通过该技能的训练，患者应该能达到这样一种水平，即：当对患者说"关灯睡觉"，患者将会上床关灯睡觉。该技能可从角色扮演入手，对患者说"让我们来讨论（角色扮演）关灯睡觉"。

扫描二维码，打印本技能训练配套表格

情绪和行为管理训练实务

教学材料

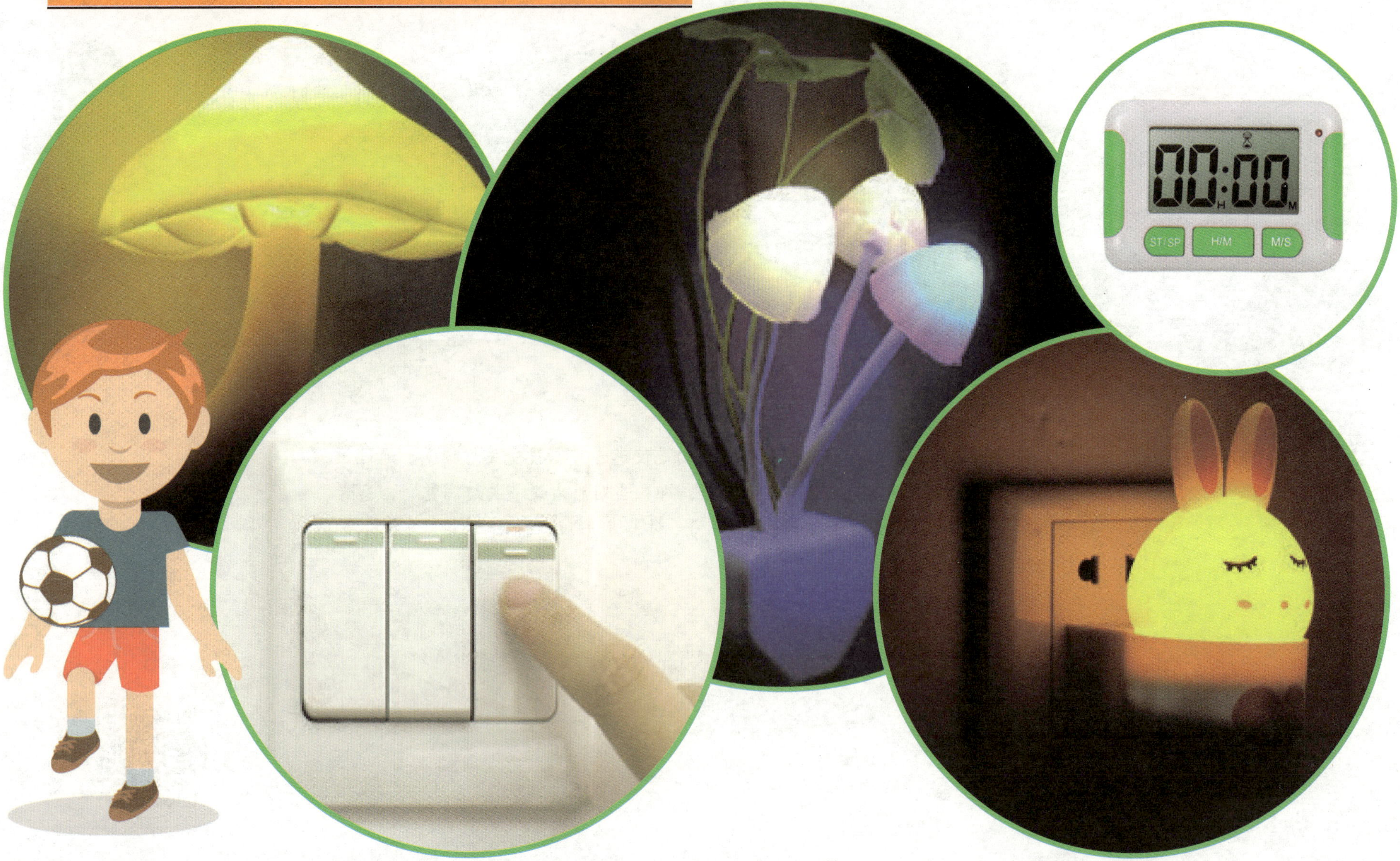

第六章
情绪与行为管理高级训练项目

训练流程

小档案	
训练时长	
辅助情况	

第1步：患者睡觉时会谈论关灯。

→

第2步：患者看着别人关灯睡觉的图片，并谈论这件事。

→

第3步：在卧室里，患者看着别人关灯睡觉的图片，并谈论这件事。

→

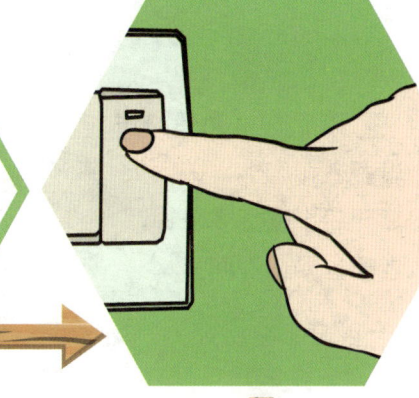

↓

第4步：躺在床上时，患者看着别人关灯睡觉的图片，并谈论这件事。

←

第5步：（角色扮演）患者躺在床上，关闭大灯开启小夜灯30秒，老师也要在房间里。

←

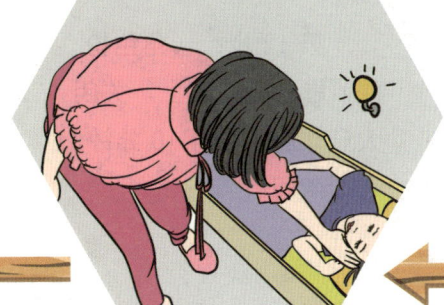

←

第6步：（角色扮演）患者躺在床上，关闭大灯开启小夜灯1分钟，老师也要在房间里。

↓

第7步：（角色扮演）患者躺在床上，关闭大灯开启小夜灯3分钟，老师也要在房间里。

第8步：（角色扮演）患者躺在床上，关闭大灯开启小夜灯5分钟，老师也要在房间里。

第9步：（角色扮演）患者躺在床上，关闭大灯开启小夜灯10分钟，老师也要在房间里。

第10步：（角色扮演）患者躺在床上，关闭大灯开启小夜灯3分钟，老师在门口。

第11步：（角色扮演）患者躺在床上，关闭大灯开启小夜灯5分钟，老师在门口。

第12步：（角色扮演）患者躺在床上，关闭大灯开启小夜灯10分钟，老师在门口。

第13步：（角色扮演）患者躺在床上，关闭大灯开启小夜灯3分钟，老师在患者看不见却能听见的地方。

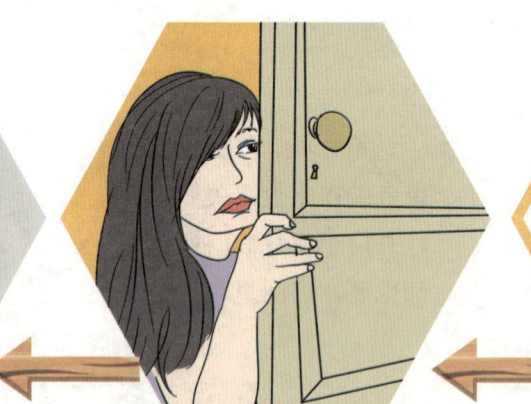

第六章
情绪与行为管理高级训练项目

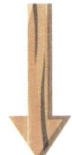

第14步：（角色扮演）患者躺在床上，关闭大灯开启小夜灯5分钟，老师在患者看不见却能听见的地方。

→

第15步：（角色扮演）患者躺在床上，关闭大灯开启小夜灯10分钟，老师在患者看不见却能听见的地方。

→

第16步：老师泛化为父母或家里的看护者。

→

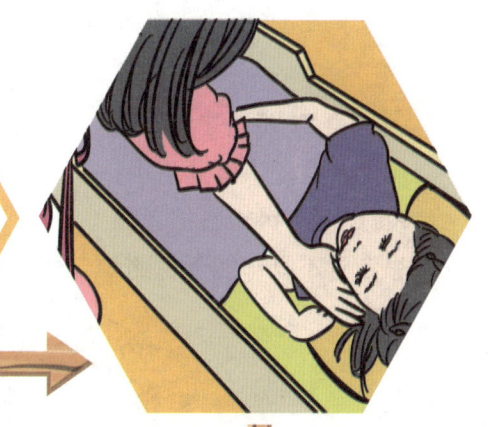

↓

第20步：患者躺在床上，关闭大灯开启小夜灯12分钟，看护者在患者看不见却能听见的地方。

←

第19步：患者躺在床上，关闭大灯开启小夜灯8分钟，看护者在患者看不见却能听见的地方。

←

第18步：患者躺在床上，关闭大灯开启小夜灯5分钟，看护者在患者看不见却能听见的地方。

←

第17步：患者躺在床上，关闭大灯开启小夜灯3分钟，看护者在患者看不见却能听见的地方。

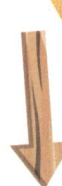

第21步：患者躺在床上，关闭大灯开启小夜灯16分钟，看护者在患者看不见却能听见的地方。

第22步：患者躺在床上，关闭大灯开启小夜灯20分钟，看护者在患者看不见却能听见的地方。

第23步：患者躺在床上，关闭大灯开启小夜灯30分钟，看护者在患者看不见却能听见的地方。

第24步：患者躺在床上，关闭大灯开启小夜灯45分钟，看护者在患者看不见却能听见的地方。

第25步：患者躺在床上，关闭大灯开启小夜灯1小时，看护者在患者看不见却能听见的地方。

第26步：患者躺在床上，关闭大灯开启小夜灯2小时，看护者在患者看不见却能听见的地方。

第27步：患者躺在床上，关闭大灯开启小夜灯整晚，看护者在患者看不见却能听见的地方。

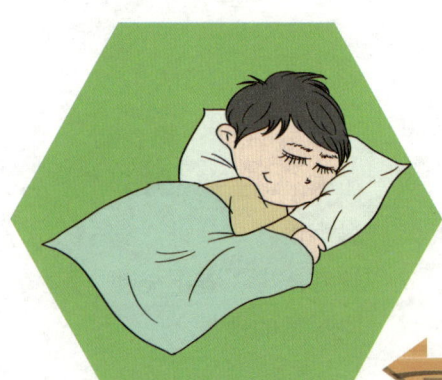

泛化到卧室

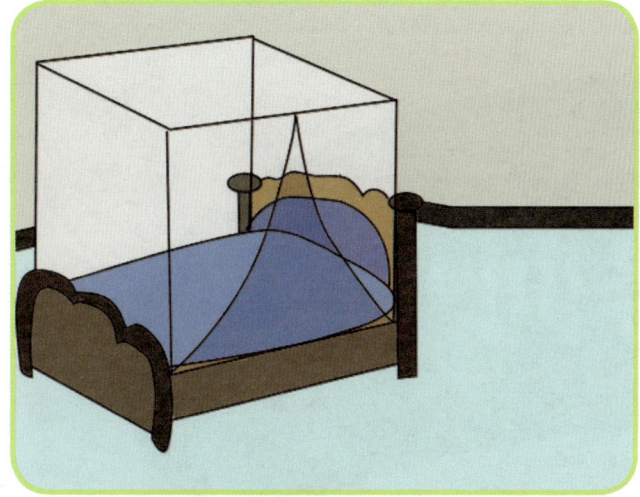

泛化到宿舍

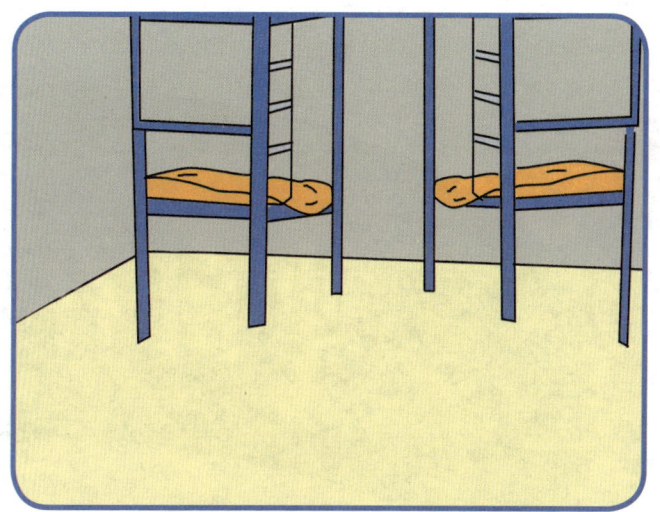

泛化到宾馆

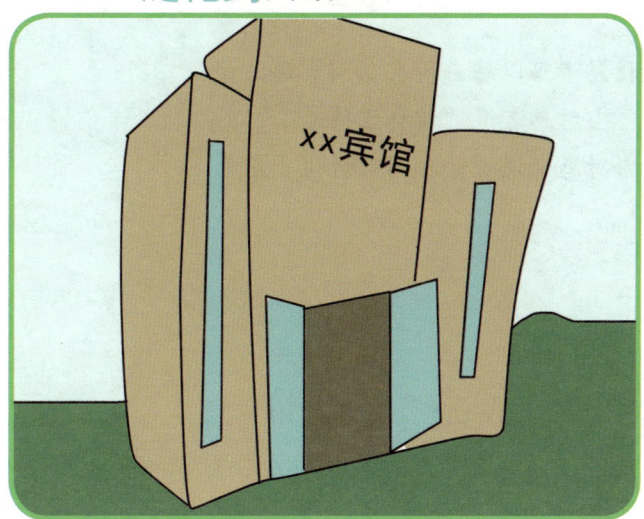

泛化到客房

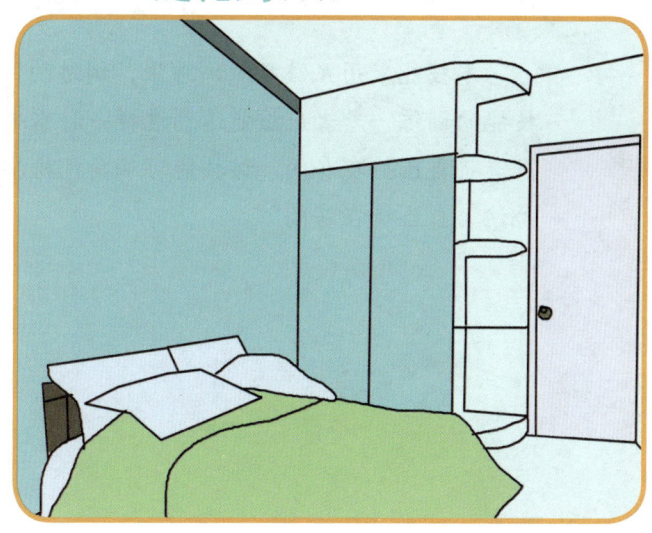

04 独自在房间里

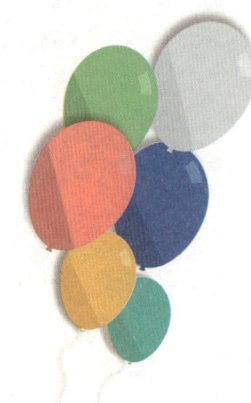

本技能采用系统脱敏训练法，训练的目的是使患者可以独自待在房间。通过该技能的训练，患者应该能达到这样一种水平，即：当对患者说"该自己待着了"，患者将自己待在房间。该技能可从角色扮演入手，对患者说"让我们来讨论（角色扮演）自己待在房间"。

扫描二维码，打印本技能训练配套表格

第六章
情绪与行为管理高级训练项目

教学材料

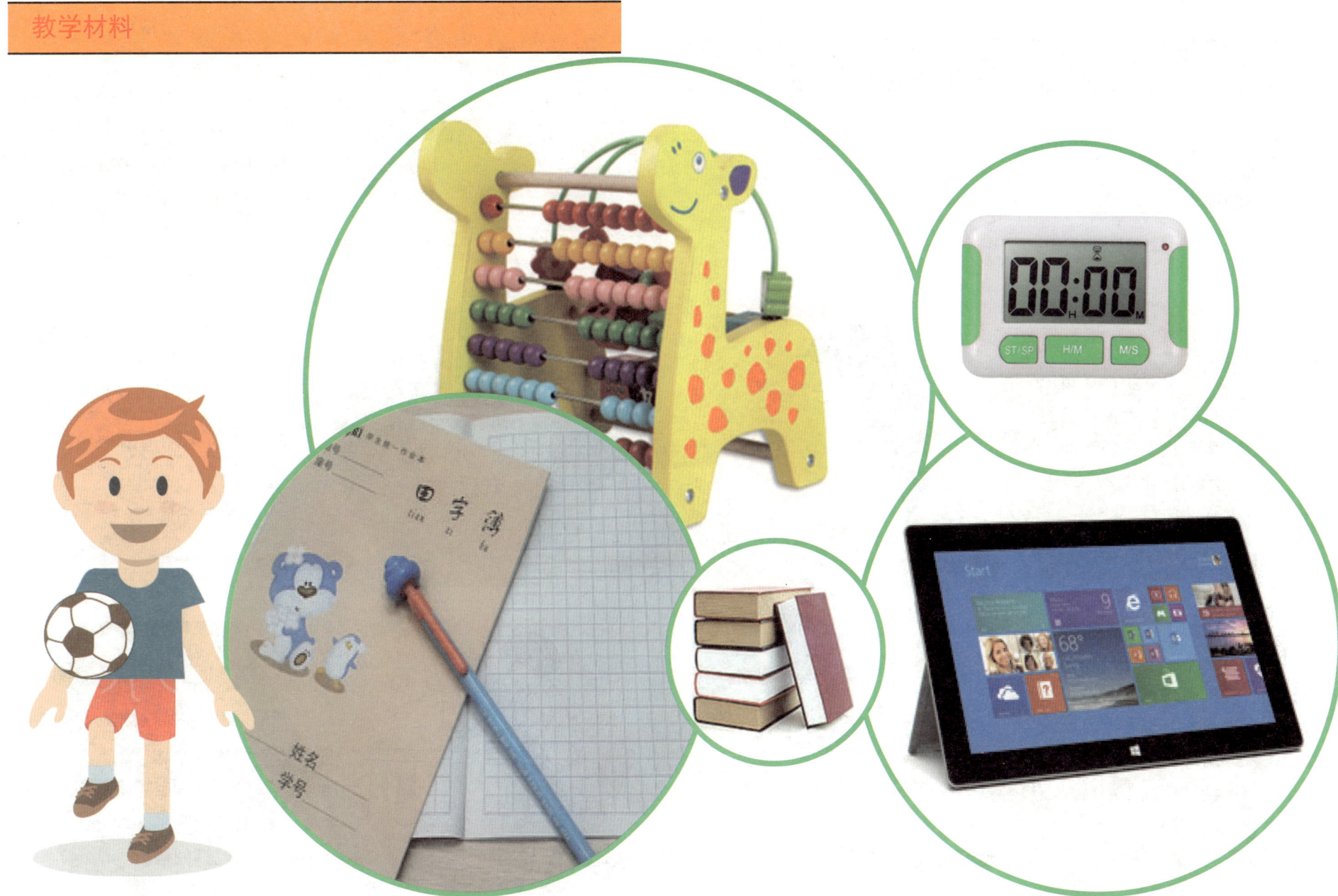

情绪和行为管理训练实务

训练流程

小档案	
训练时长	
辅助情况	

第1步：患者谈论独自呆在房间这件事。

第2步：患者看着别人独自等在房间的图片，并谈论这件事。

第3步：在自己房间，患者看着别人独自等在房间的图片，并谈论这件事。

第4步：（角色扮演）患者在自己的房间从事一项活动，活动持续3分钟，老师在门口。

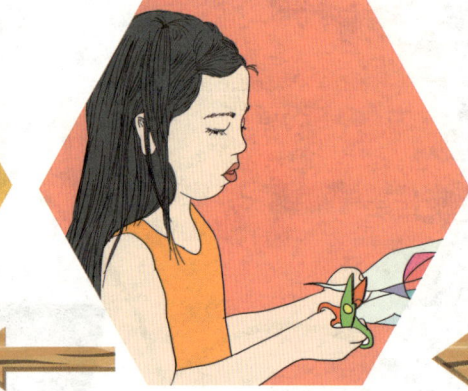

第5步：（角色扮演）患者在自己的房间从事一项活动，活动持续5分钟，老师在门口。

第6步：（角色扮演）患者在自己的房间从事一项活动，活动持续10分钟，老师在门口。

第7步：患者在自己的房间从事一项活动，活动持续3分钟，老师在患者看不见却能听见的地方，在此期间检查1次。

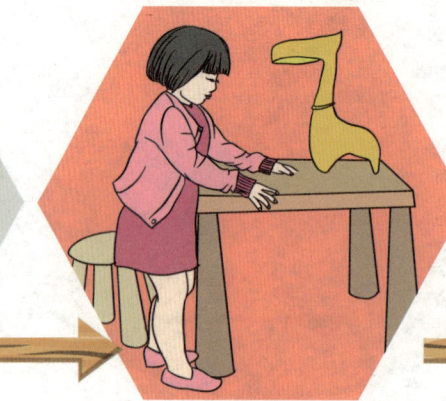

第8步：患者在自己的房间从事一项活动，活动持续5分钟，老师在患者看不见却能听见的地方，在此期间检查1次。

第六章
情绪与行为管理高级训练项目

第9步：患者在自己的房间从事一项活动，活动持续10分钟，老师在患者看不见却能听见的地方，在此期间检查2次。

→ 第10步：泛化到看护者，看护者继续执行。

→ 第11步：患者在自己的房间从事一项活动，活动持续12分钟，看护者在患者看不见却能听见的地方，在此期间检查2次。

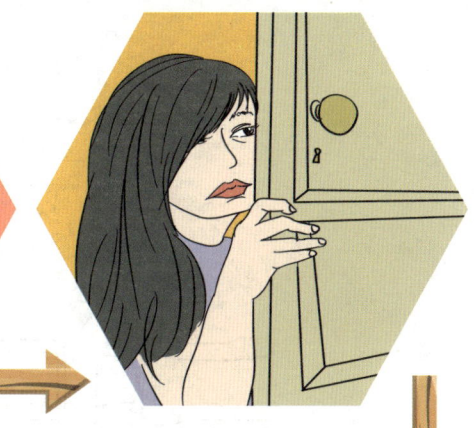

第12步：患者在自己的房间从事一项活动，活动持续15分钟，看护者在患者看不见却能听见的地方，在此期间检查2次。

← 第13步：患者在自己的房间从事一项活动，活动持续20分钟，看护者在患者看不见却能听见的地方，在此期间检查1次。

← 第14步：患者在自己的房间从事一项活动，活动持续25分钟，看护者在患者看不见却能听见的地方，在此期间检查1次。

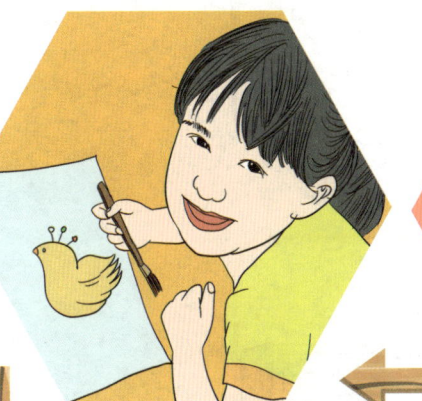

第15步：患者在自己的房间从事一项活动，活动持续30分钟，看护者在患者看不见却能听见的地方，在此期间检查1次。

→ 第16步：患者在自己的房间从事一项活动，活动持续45分钟，看护者在患者看不见却能听见的地方，在此期间检查1次。

→ 第17步：患者在自己的房间从事一项活动，活动持续1个小时，看护者在患者看不见却能听见的地方，在此期间检查1次。

→ 第18步：患者在自己的房间从事一项活动，活动持续1个小时，看护者在患者看不见却能听见的地方。

泛化到卧室

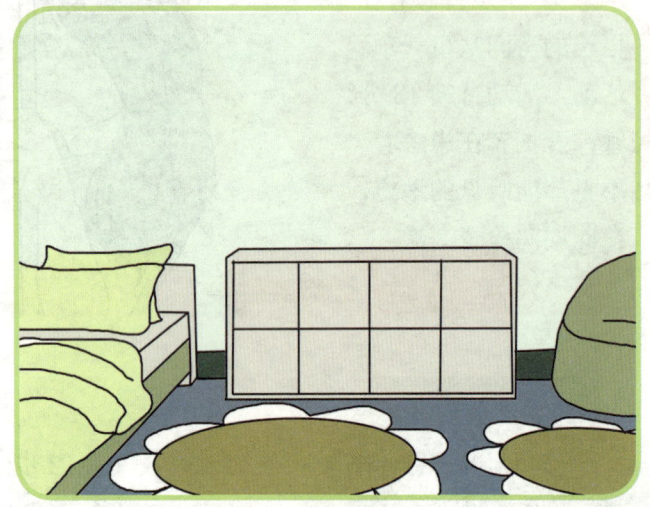

泛化到宿舍

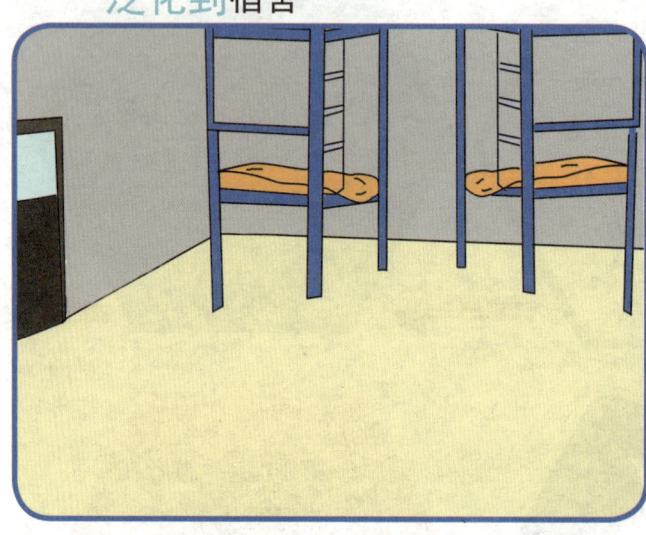

泛化到客厅

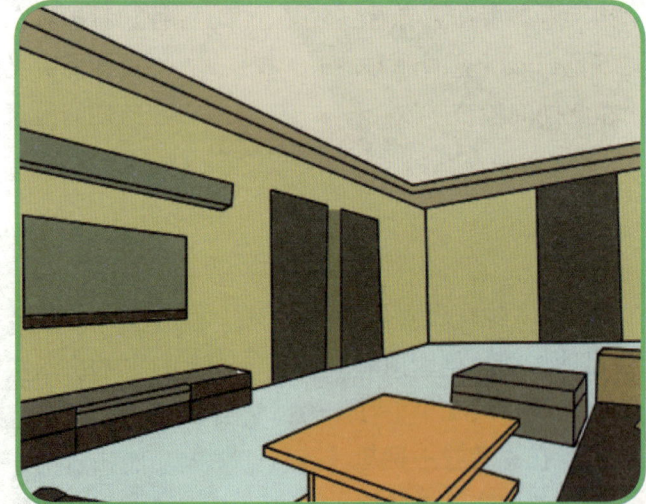

泛化到室外

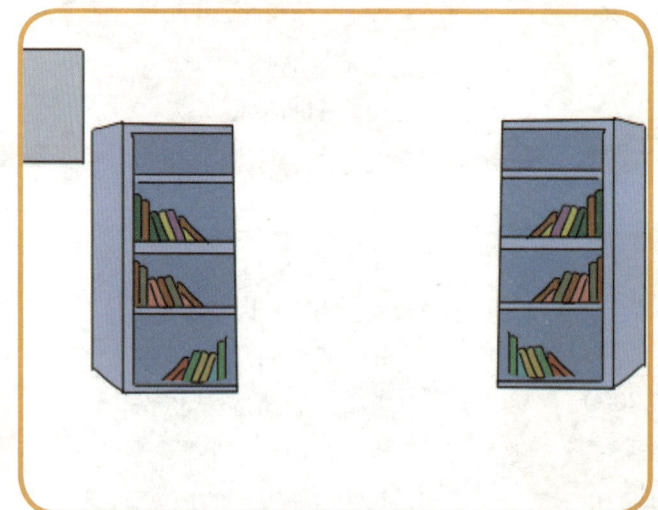

05 穿带纽扣的衣服

本技能采用系统脱敏训练法，训练的目的是增强患者对纽扣的容忍度，并穿着带纽扣的衣服。通过该技能的训练，患者应该能达到这样一种水平，即：当对患者说"该穿衣服了"，患者将自己穿着带纽扣的衣服。

扫描二维码，打印本技能训练配套表格

情绪和行为管理训练实务

教学材料

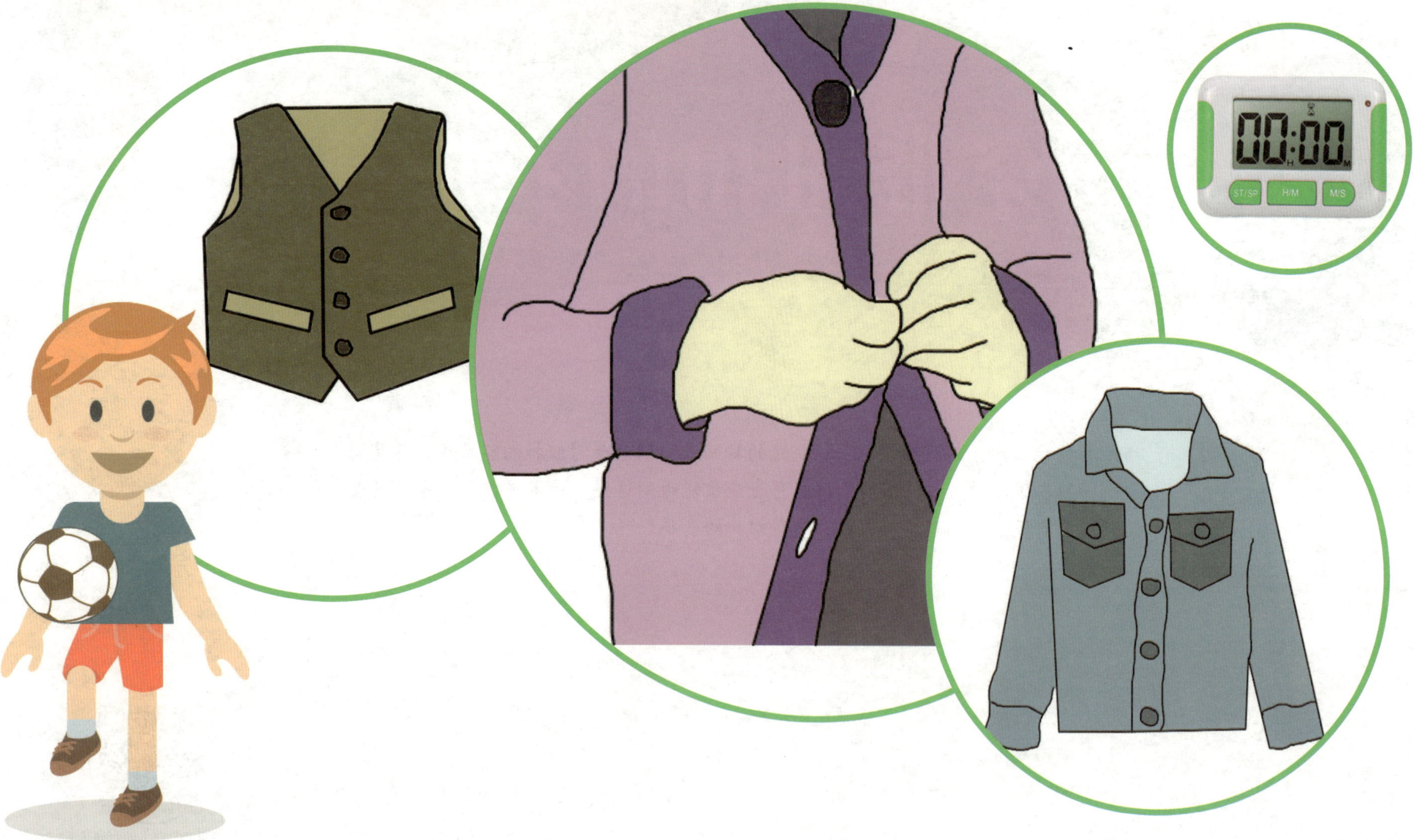

第六章
情绪与行为管理高级训练项目

1. 穿带纽扣的上衣

小档案	
训练时长	
辅助情况	

第1步：患者看别人穿带纽扣衣服的图片。

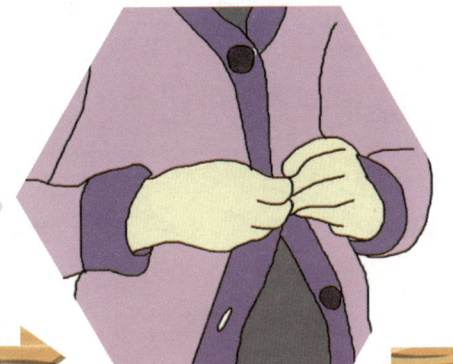

第2步：患者用自己的手触摸带纽扣的衣服30秒。

第3步：患者用自己的手触摸带纽扣的衣服1分钟。

第6步：患者穿带纽扣的外套2分钟（纽扣并不直接接触皮肤）。

第5步：患者穿带纽扣的外套1分钟（纽扣并不直接接触皮肤）。

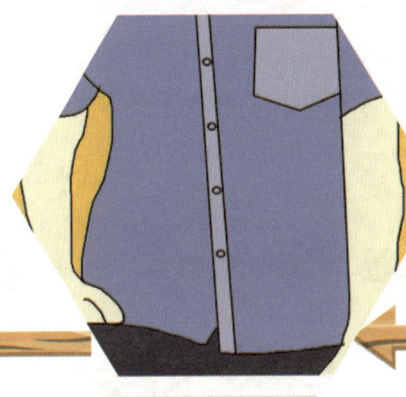

第4步：患者穿带纽扣的外套30秒（纽扣并不直接接触皮肤）。

第7步：患者穿带纽扣的外套3分钟（纽扣并不直接接触皮肤）。

第8步：患者穿带纽扣的外套5分钟（纽扣并不直接接触皮肤）。

第9步：患者穿带纽扣的外套10分钟（纽扣并不直接接触皮肤）。

第10步：患者穿带纽扣的外套15分钟（纽扣并不直接接触皮肤）。

情绪和行为管理训练实务

第11步：患者穿带纽扣的外套20分钟（纽扣并不直接接触皮肤）。

第12步：患者穿带纽扣的外套30分钟（纽扣并不直接接触皮肤）。

第13步：患者穿带纽扣的衬衫1分钟（纽扣直接接触皮肤）。

第14步：患者穿带纽扣的衬衫2分钟（纽扣直接接触皮肤）。

第18步：患者穿带纽扣的衬衫10分钟（纽扣直接接触皮肤）。

第17步：患者穿带纽扣的衬衫8分钟（纽扣直接接触皮肤）。

第16步：患者穿带纽扣的衬衫5分钟（纽扣直接接触皮肤）。

第15步：患者穿带纽扣的衬衫3分钟（纽扣直接接触皮肤）。

第19步：患者穿带纽扣的衬衫15分钟（纽扣直接接触皮肤）。

第20步：患者穿带纽扣的衬衫20分钟（纽扣直接接触皮肤）。

第21步：患者穿带纽扣的衬衫25分钟（纽扣直接接触皮肤）。

第22步：患者穿带纽扣的衬衫30分钟（纽扣直接接触皮肤）。

第六章 情绪与行为管理高级训练项目

2. 穿带纽扣的裤子

小档案	
训练时长	
辅助情况	

第1步：患者穿带纽扣的裤子5分钟（纽扣并不直接接触皮肤）。

➡️

第2步：患者穿带纽扣的裤子10分钟（纽扣并不直接接触皮肤）。

➡️ 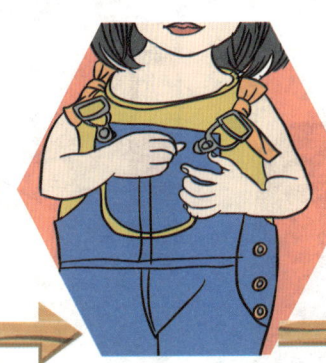 ➡️

第3步：患者穿带纽扣的裤子15分钟（纽扣直接接触皮肤）。

➡️

第4步：患者穿带纽扣的裤子20分钟（纽扣直接接触皮肤）。

⬇️

第5步：患者穿带纽扣的裤子30分钟（纽扣直接接触皮肤）。

⬅️

第6步：患者穿带纽扣的衣服45分钟（纽扣直接接触皮肤）。

⬅️

第7步：患者穿带纽扣的裤子1个小时（纽扣直接接触皮肤）。

⬅️

第8步：患者穿带纽扣的裤子1.5个小时（纽扣直接接触皮肤）。

⬅️

第9步：患者穿带纽扣的裤子2小时（纽扣直接接触皮肤）。

⬇️

第10步：患者穿带纽扣的裤子3小时（纽扣直接接触皮肤）。

➡️

第11步：患者穿带纽扣的裤子5小时（纽扣直接接触皮肤）。

➡️

第12步：患者在整个活动中一直穿着带纽扣的裤子（纽扣直接接触皮肤）。

➡️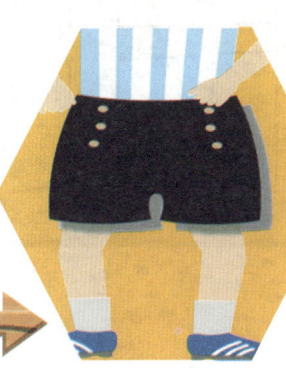

泛化到卧室 泛化到宿舍

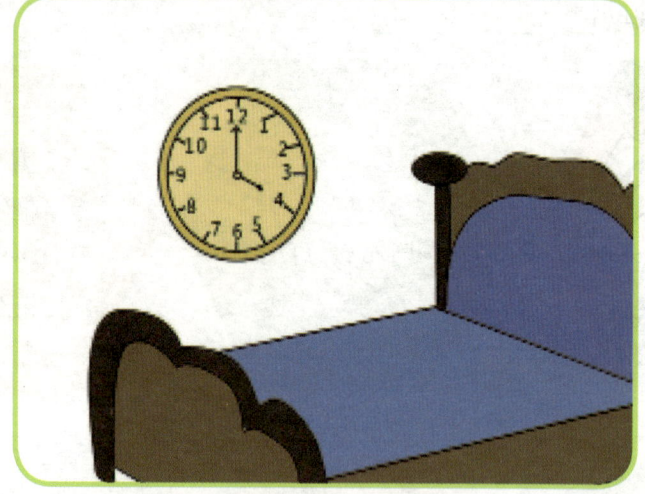
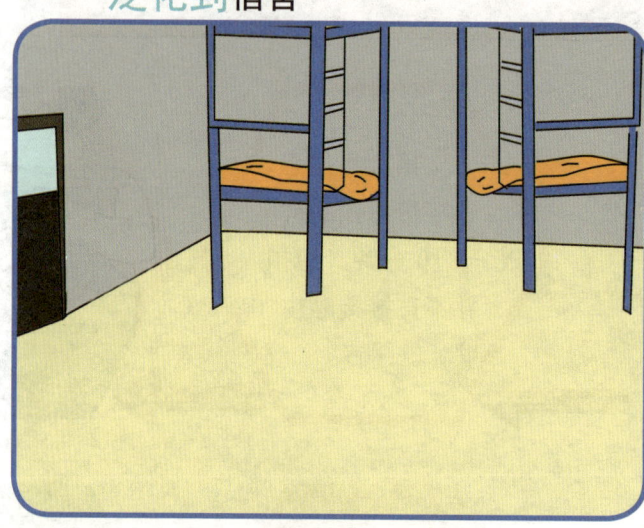

泛化到衣帽间 泛化到更衣室

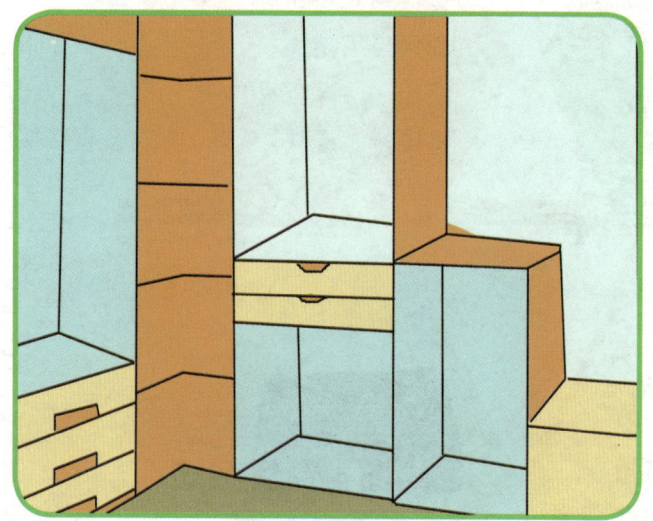
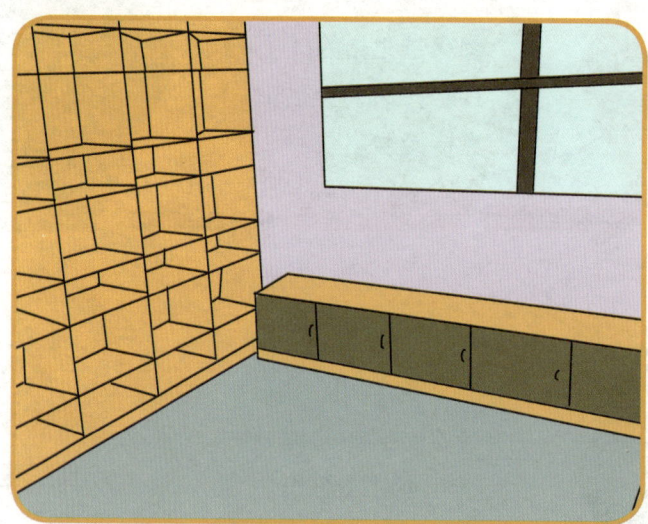